LARREY

CHIRURGIEN EN CHEF

DE LA GRANDE ARMÉE

ÉTUDE

Par le Docteur LEROY-DUPRÉ

DE LA FACULTÉ DE MÉDECINE DE PARIS.

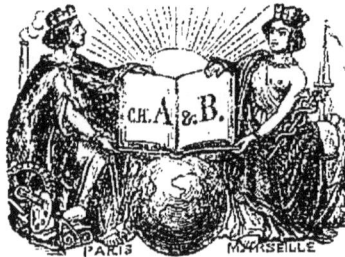

PARIS

CH. ALBESSARD ET BÉRARD, ÉDITEURS

RUE GUÉNÉGAUD, 8;

Même maison à Marseille, rue Pavillon, 25.

1860

LARREY

1766-1842

OUVRAGES DU MÊME AUTEUR.

SCARPA (Notice sur la vie et les ouvrages de), in-8.

SÉRULLAS (Notice sur la vie et les ouvrages de), in-8.

SŒMMERING (Notice sur la vie et les ouvrages de), in-8.

SPRENGEL (Notice sur la vie et les ouvrages de), in-8.

THION DE LA CHAUME (Notice sur la vie et les ouvrages de), in-8.

TOMMASSINI (Notice sur la vie et les ouvrages de), in-8.

LARREY (Notice sur la vie et les ouvrages de), in-8.

AVESNES. Topographie médicale, in-8.

MANUEL DE SANTÉ à l'usage du soldat, in-8.

GUIDE MÉDICAL ET HYGIÉNIQUE DES FAMILLES un fort volume in-12 de 650 pages.

PARIS.—IMPRIMÉ CHEZ BONAVENTURE ET DUCESSOIS,
55, QUAI DES AUGUSTINS.

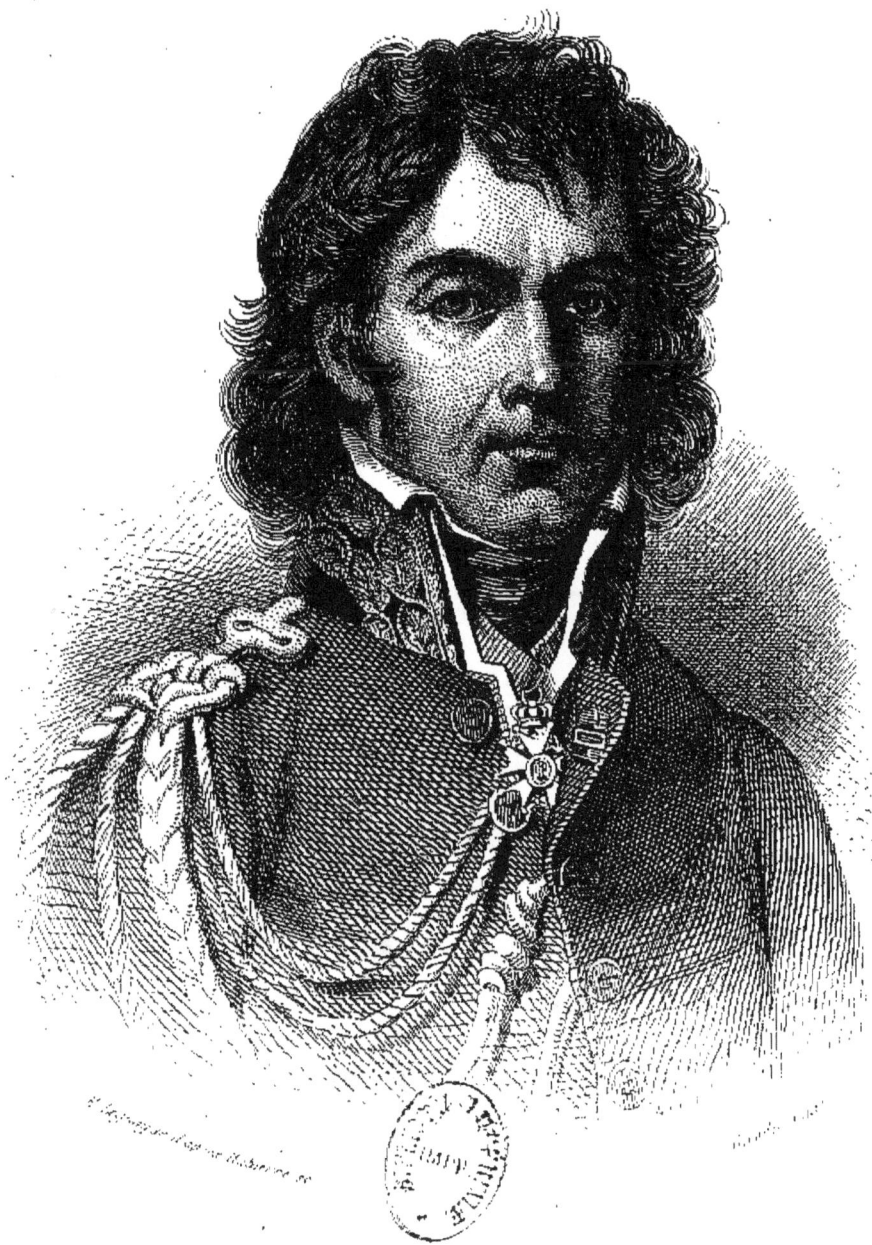

LE Bon D^que LARREY

CH. ALBESSARD ET BÉRARD. ÉDITEURS.

LARREY

CHIRURGIEN EN CHEF

DE LA GRANDE ARMÉE

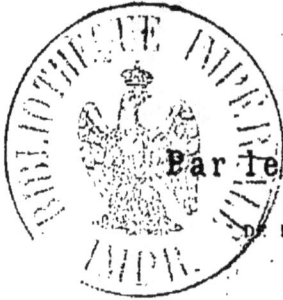

ÉTUDE

Par le Docteur LEROY-DUPRÉ

DE LA FACULTÉ DE MÉDECINE DE PARIS.

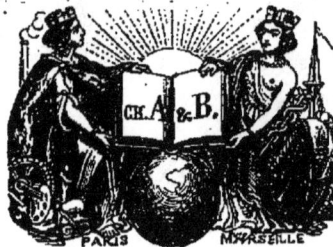

PARIS

CH. ALBESSARD ET BÉRARD, ÉDITEURS

RUE GUÉNÉGAUD, 8;

Même maison à Marseille, rue Pavillon, 25.

1860

LARREY

Il est des hommes qui deviennent la gloire de leur siècle ; la patrie est fière de les compter au nombre de ses enfants, et la génération contemporaine, devançant les jugements de la postérité, n'a pas assez d'éloges pour applaudir à leurs efforts, à leurs éclatantes actions. Ils marchent environnés de l'estime universelle, inspirant à leurs inférieurs, à leurs égaux et à leurs chefs l'amour du devoir et des vertus qui font honneur à l'espèce humaine. Leur vie tout entière est un enseignement ; et leur mort a ce calme inénarrable, et ce je ne sais quoi de solennel qui caractérise la fin du juste. Tel fut Larrey.

Jeune médecin, il assista au grand drame de nos discordes civiles, et se trouva prêt à suivre nos armées à la frontière, comme si la Providence l'avait fait naître pour soulager les milliers de blessés qu'allait produire la lutte gigantesque de la Révolution contre l'Europe.

Chirurgien militaire, Larrey se donna d'une manière absolue à son pays ; de là ses merveilleuses campagnes à la suite du héros qui eut bientôt entre ses mains les destinées de la France.

Des bords du Nil aux rives du Danube, du camp de Boulogne à Austerlitz, de Madrid à Moscou, de Leipsick à Waterloo, Larrey assista pendant vingt-deux ans aux plus sanglantes batailles des temps modernes, mais ce fut pour atténuer les maux de la guerre et cicatriser les plaies des combattants.

Vainqueurs et vaincus, maréchaux de l'empire, officiers, obscurs soldats, tous l'ont rencontré au milieu du feu et de la mitraille, calme, intrépide, prodiguant les trésors d'une habileté chirurgicale incomparable. Son existence fut un long combat contre la mort, et ses victoires n'ont jamais coûté d'autres larmes que celles de la reconnaissance.

Jean-Dominique Larrey naquit en 1766 à Baudéan, village situé aux bords de l'Adour et aux pieds des Hautes-Pyrénées, de parents honorables, mais dans une position de fortune modeste. Les détails manquent sur sa première enfance et la manière dont il fut élevé. On sait toutefois qu'il reçut une éducation chrétienne, car il passa cet âge si tendre auprès de l'abbé Grasset dont il fut le disciple et l'enfant de chœur. Ayant perdu son père à l'âge de treize ans, il quitta le pays natal pour aller étudier à Toulouse sous la direction de Larrey (Alexis), son oncle, qui était chirurgien-major et professeur à l'hôpital général de la Grave, et associé correspondant de l'Académie royale de chirurgie de Paris. Orphelin si jeune, Larrey avait besoin de consolations. L'accueil de son oncle fut un adoucissement à ses peines. « Sois le bienvenu, mon ami, lui dit-il, ma maison est la tienne, je remplacerai le tendre père que tu pleures, et tu seras mon fils adoptif. »

L'écolier suivit à la fois les leçons des professeurs du collége de l'Esquille et les cours de médecine et de chirurgie de Toulouse. Après six années d'un travail assidu, il quitta Toulouse et se dirigea vers

Paris, où il arriva dans le mois d'août 1787. Un concours venait d'être annoncé par le célèbre Louis, secrétaire perpétuel de l'Académie, pour la création d'un certain nombre de places de chirurgiens auxiliaires de la marine au département de Brest. Larrey concourut, fut nommé et se mit bientôt en route avec un de ses jeunes collègues. A vingt ans la vie est légère à porter ; la saison était belle, la route facile ; nos voyageurs la firent à pied en touristes émérites.

Ils s'arrêtèrent au couvent de la Trappe, près de Mortagne, où étaient renfermés dans le même tombeau le comte de Comminges et sa chère et malheureuse Adélaïde ; et ils visitèrent, à Laval, une modeste habitation où naquit Ambroise Paré, le père de la chirurgie française.

I

VOYAGE A TERRE-NEUVE.

Arrivé à Brest, Larrey soutint un brillant concours à la suite duquel il fut nommé chirurgien-
major des vaisseaux du roi, quoiqu'il n'eût encore
jamais navigué. Il n'avait alors que vingt et un
ans. Au mois de mai 1788, il s'embarqua sur la
corvette *la Vigilante*, chargée d'aller protéger la
pêche de la morue à l'île de Terre-Neuve. Lorsque
le jeune chirurgien n'eut plus sous les yeux les
côtes de sa patrie, il tomba dans une rêverie profonde. Le pressentiment d'une fin malheureuse,
loin d'une mère qu'il chérissait tendrement, lui
arracha des larmes, et lui fit amèrement regretter
le port qu'il venait de quitter. Une tempête qui

s'éleva bientôt parut donner raison à ses pressen-
timents. Jeté à deux cents lieues du grand banc
de Terre-Neuve et en vue des Açores, le navire,
durant trois jours, courut les plus grands
dangers. Quelque temps après, se trouvant à la
hauteur de Belle-Isle, l'équipage de *la Vigilante*
fut assez heureux pour recueillir vingt-trois compatriotes qui avaient fait naufrage.

ASPECT GÉNÉRAL DE TERRE-NEUVE.

Enfin, après cinquante-quatre jours d'une navigation pénible, la corvette aborda à la baie de Croc
à Terre-Neuve. Cette contrée, très-froide et très-
humide, offre çà et là des montagnes couvertes de
neige sur lesquelles croissent des forêts de pins,
de sapins, de mélèzes et de bouleaux d'une taille
rabougrie. Toutes les plantes de cette île sont
d'ailleurs moins développées qu'en Europe. L'ours
brun et surtout l'ours blanc, une espèce de grand
cerf nommé *Caribou*, des loups-cerviers, des cas-
tors, des chats sauvages, des lièvres gris en été,
blancs en hiver; et parmi les oiseaux, la perdrix
rouge, le merle rouge-brun en été, blanc durant
l'hiver, une espèce de mésange petite comme un

colibri et qui se laisse prendre à la main, tels sont les animaux qu'on remarque dans cette région désolée.

Les insulaires de Terre-Neuve paraissent rarement sur les côtes. D'une taille médiocre, assez bien faits, musculeux, avec une chevelure brune, ils ressemblent beaucoup aux Esquimaux du Labrador. Ils habitent des cabanes en forme de tentes, construites avec de grosses solives étroitement cimentées. Ils se chauffent autour d'un foyer placé au milieu de la hutte et prennent leur repas sur des peaux de loup marin qui leur servent également de vêtements. Ils se nourrissent de poissons salés, de quelques végétaux, de la chair des animaux tués à la chasse, boivent une liqueur fermentée qu'ils préparent avec des bourgeons de sapin, et l'hiver, pour résister au froid, ils absorbent une certaine quantité d'huile de baleine qui leur sert également à se frictionner. La jalousie des insulaires retient les femmes dans l'intérieur des cabanes.

La température de Terre-Neuve s'élève jusqu'à 28 degrés. Pendant la belle saison, la nuit disparaît presque complétement pour faire place à un crépuscule auquel succède un jour éclatant. Larrey remarqua souvent dans les havres de Terre-

Neuve ces lueurs phosphorescentes que l'on voit si fréquemment sous les tropiques et qui sont causées par des myriades d'animalcules.

Larrey quitta Terre-Neuve pour se rendre en France, où il arriva le 31 octobre 1788. Il était temps : l'équipage souffrait depuis plusieurs jours des horreurs de la faim. Larrey sollicita son licenciement qu'il n'obtint qu'avec peine, et revint à Paris comblé des témoignages les plus flatteurs du conseil de santé de Brest et de l'intendant général.

II

PREMIÈRE CAMPAGNE
A L'ARMÉE DU RHIN.

De retour dans la capitale, au commencement du grand hiver de 1789, Larrey fut témoin des premiers troubles de la Révolution, et eut occasion de soigner à l'Hôtel-Dieu, sous les ordres du chirurgien Desault, les premières victimes de ces tristes jours. C'est dans ce vaste hôpital et à l'Hôtel royal des Invalides qu'il acquit des connaissances assez solides pour servir avec éclat, trois ans plus tard, à l'armée du Rhin, sous le commandement du maréchal Luckner. Nommé aide-major par le ministre, Larrey se rendit, le 1er avril 1792, à Strasbourg où se trouvait le quartier général, et consacra les premières semaines de son séjour dans cette ville à confectionner les appareils à pansement et tout ce qui est nécessaire à un chirurgien sur le point d'entrer en campagne.

Il fut chargé de la direction chirurgicale d'une division commandée par le lieutenant général Kellermann, qui, après avoir formé un camp d'observation sous les murs de Phalsbourg, remplaça Luckner, appelé au camp de la Lune. Kellermann fut lui-même remplacé par Biron, auquel succéda bientôt Custine qui ouvrit la campagne. Ce général s'empara de Spire après avoir éprouvé une faible résistance. A cette époque Larrey reconnut pour la première fois les inconvénients que présentait la marche de nos ambulances.

D'après les règlements, ces ambulances devaient se tenir à une lieue de l'armée. Les blessés restaient sur le champ de bataille jusque après le combat. C'est seulement alors que, réunis sur un emplacement favorable, ils recevaient les secours réellement efficaces des chirurgiens. Mais la grande quantité d'équipages interposés entre l'armée et l'ambulance empêchait celle-ci de se rendre auprès des malades avant vingt-quatre ou trente-six heures, et beaucoup d'entre eux périssaient. Après avoir réuni tous les blessés au nombre de trois cent soixante dans un vaste couvent de Spire, Larrey suivit l'armée de Custine sous les murs de Mayence, où elle arriva le 18 octobre.

PRISE DE MAYENCE PAR CUSTINE.

La ville tomba presque aussitôt en notre pouvoir. Larrey fut nommé aide-major principal et obtint en même temps de l'Académie de chirurgie une médaille d'or pour un mémoire sur la réunion des plaies. Les loisirs de cette nouvelle situation lui permirent de suivre les travaux anatomiques du célèbre Sœmmering [1] et de répéter avec ce médecin les expériences si nouvelles à cette époque du galvanisme appliqué aux forces de la vie.

CRÉATION DES AMBULANCES VOLANTES.

Larrey suivit Custine dans son expédition de Franconie, entra avec lui dans Francfort et Hanau et l'accompagna jusqu'à Limbourg, où le général Houchard, surpris par les Prussiens, fut bientôt obligé d'effectuer sa retraite. L'éloignement des ambulances dont Larrey avait été nommé chef ne

---

[1] Voyez Sœmmering, Notice historique, que nous avons insérée dans la *Biographie universelle* de Michaud, supplément, t. LXXXII.

permit pas de porter des secours aux blessés, qui tombèrent entre les mains des ennemis. Ce malheur inspira au chirurgien Larrey une mesure expéditive pour secourir promptement les blessés et les soustraire ainsi aux privations et aux dangers de la captivité. C'était un système de voitures suspendues réunissant la solidité, la célérité et la légèreté, et pouvant suivre tous les mouvements de l'avant-garde, à l'instar de l'artillerie volante.

La proposition en fut faite au général en chef et au commissaire général Villemansy qui l'adoptèrent. On chargea Larrey d'organiser cette ambulance nouvelle, qui reçut de son inventeur le nom d'*ambulance volante*. Elle était destinée à rendre d'immenses services et à sauver des milliers de malheureux. Elle eut de prime-abord ce précieux résultat qu'elle donna aux troupes une certitude complète d'être secourues aussitôt que blessées, et de pouvoir échapper ainsi aux horreurs d'une longue agonie sur le champ de bataille. C'est dans un combat d'avant-garde et au milieu d'un défilé des montagnes d'Oberuchel près de Kœnigstein que le jeune chirurgien eut le bonheur de pouvoir panser pour la première fois les blessés sous le feu même de l'ennemi, et de les faire placer sur les ambulances volantes pour les éloigner du champ de bataille. « Ce combat, dit-il, dont je fus « témoin de si près, avait fait d'abord sur moi une « vive impression ; mais la jouissance intérieure « que me causa l'idée du service éminent que « venait de rendre aux blessés une nouvelle insti- « tution parvint bientôt à éloigner les sentiments « qui m'affectaient, et depuis ce moment j'ai tou- « jours vu avec calme les combats et batailles « auxquels j'ai assisté. »

Les troupes françaises se replièrent sur Mayence, Landau et Weissembourg. A cette époque, Larrey eut l'occasion de reconnaître que la viande de cheval est une nourriture qu'on peut utiliser en campagne. Les soldats français s'empressaient d'écorcher les chevaux tués des hussards autrichiens et en accommodaient la viande pour leurs repas. C'est également pendant cette retraite que Larrey constata les résultats avantageux des amputations immédiates à la suite des blessures occasionnées par les armes à feu.

VENT DU BOULET.

Jusqu'alors on avait cru qu'un boulet pouvait

2

donner la mort par la seule agitation de l'air causée à son passage ; c'est ce que l'on appelait le *vent du boulet*. En faisant l'autopsie de plusieurs soldats qu'on disait avoir péri de cette manière et qui ne présentaient aucune lésion extérieure, le chirurgien Larrey démontra à ses élèves que la mort était déterminée par de graves désordres matériels : résultat du choc du boulet lui-même. Ces intéressants sujets d'études fournirent au savant opérateur l'occasion de rédiger deux mémoires qu'il adressa plus tard à l'École de médecine de Paris.

Vers cette époque (juin 1793), Custine fut nommé général en chef de l'armée que Dumouriez avait abandonnée, et le général Beauharnais, envoyé à la place de Custine, triompha des ennemis le **22** juillet suivant. Cette victoire fut annoncée à la Convention par le général en chef dans un bulletin où se trouve mentionnée la belle conduite du corps des médecins militaires. « Parmi ceux des braves, dit-il, dont « l'intelligence et l'activité ont servi brillam— « ment la République dans cette journée, je ne « dois pas laisser ignorer l'adjudant-général « Bailly, Abbatouchi, de l'artillerie légère, et le

« chirurgien-major Larrey avec ses camarades de
« l'ambulance volante, dont les infatigables soins
« dans le pansement des blessés ont diminué ce
« qu'un pareil jour a d'affligeant pour l'humanité, et
« ont servi l'humanité elle-même en contribuant
« à conserver les braves défenseurs de la patrie[1]. »
Le général Beauharnais fut rappelé en France, et,
comme Custine, il périt sur l'échafaud. L'armée
française avait été obligée de battre en retraite
jusque sous les remparts de Strasbourg.

C'est dans ces circonstances désastreuses que
Larrey, blessé à la jambe, échappa comme par
miracle aux ennemis qui le poursuivaient. Mais
bientôt l'armée du Rhin fut réunie à celle de la
Moselle et placée sous le commandement en chef
du général Hoche. L'avant-garde était sous les
ordres de Desaix. C'est à l'ambulance de cette
partie de l'armée que le chirurgien Larrey se
trouvait attaché. Le blocus de Landau fut levé,
et les Prussiens ne tardèrent pas à séparer leur
cause de celle des Autrichiens et à faire la paix.
Pendant que les Français prenaient leurs quartiers
d'hiver, Larrey fut envoyé à Paris par les géné-

---

[1] Voyez le *Bulletin des Lois* et le *Moniteur* du 27 juillet 1793,
n° 208.

raux et les représentants du peuple pour y faire des ambulances volantes destinées à toutes les armées de la République. Mais à peine était-il arrivé dans la capitale qu'il reçut le brevet de chirurgien en chef de l'armée de Corse et l'ordre de se rendre à Toulon.

MARIAGE DE LARREY.

Pendant son séjour dans la capitale, Larrey eut la bien douce satisfaction de pouvoir réaliser le vœu le plus cher à son cœur en épousant mademoiselle Charlotte-Élisabeth, l'une des filles de Laville-Leroux, ministre des finances sous Louis XVI. Il partit aussitôt après pour Toulon, en passant par Toulouse pour y voir sa famille et lui confier sa jeune femme.

Arrivé à Toulon, Larrey se présenta aux chefs de l'armée, parmi lesquels se trouvait le général Bonaparte, commandant l'artillerie de l'expédition. Les croisières anglaises empêchant les Français de mettre à la voile, Larrey se rendit à Nice au quartier général de l'armée des Alpes-Maritimes et y fut maintenu avec le titre de chirurgien en chef. Il profita de son séjour dans cette ville pour donner des leçons d'anatomie pathologique.

III

PREMIÈRE CAMPAGNE D'ESPAGNE.

Bientôt il reçut l'ordre de quitter Nice et d'aller, en qualité de chirurgien en chef, à l'armée de l'Espagne orientale, sous le commandement du général Dugommier. Larrey s'arrêta peu de temps à Toulouse pour voir sa femme, et se dirigea ensuite sur Junquière où se trouvait le quartier général. Il lui tardait également de revoir son frère, alors chirurgien de première classe à l'armée de Catalogne, et dont il était séparé depuis 1787.

TRAITEMENT DES BRULURES.

Dès les premiers jours de son arrivée devant Figuières, Larrey eut à soigner un grand nombre de soldats brûlés par l'explosion de plusieurs re-

2.

doutes. Il employa le linge fin usé et enduit de pommade safranée pour empêcher le contact de l'air et calmer l'irritation. Lorsque la suppuration se fut établie, Larrey remplaça la pommade au safran par l'onguent styrax, qui facilita la chute des escarres et arrêta les progrès de la putréfaction. La pommade safranée appliquée de nouveau après la chute des escarres hâta la cicatrisation. Larrey donnait à ses malades des aliments légers, tels que bouillons, potages, œufs, car il avait remarqué que les gens de guerre supportent la diète avec difficulté. Dans le traitement des brûlures profondes, Larrey n'employait jamais les répercussifs, tels que l'eau froide à la glace, les acides, les préparations de plomb, de chaux, parce qu'il pensait qu'elles détruisaient ce qui pouvait encore rester de force vitale dans les parties affectées. Il condamne l'usage de l'opium à l'extérieur, car il stupéfie la région brûlée au lieu d'y exciter une inflammation salutaire ; à l'intérieur, parce qu'il affaiblit, après avoir produit une excitation momentanée de l'organisme. Ces conseils si sages ont permis à Larrey de sauver un grand nombre de malheureux atteints par la flamme ou brûlés par la poudre à canon.

MORT DU GÉNÉRAL DUGOMMIER.

La victoire de Figuières coûta aux Français la vie de leur général en chef. Le brave Dugommier fut atteint d'un obus en pleine poitrine et mourut sur-le-champ. Pendant que les soldats affamés couraient aux provisions dans la forteresse qu'ils venaient de prendre, que les chefs veillaient à ce que le trésor pût être recueilli et réservé pour les besoins de la République et de l'armée, le chirurgien Larrey mettait précieusement de côté pour l'usage des blessés le linge à pansement qui excitait son admiration. « Je n'ai jamais vu, dit-il, de « si beaux magasins d'ambulance ; la toile à pan- « sement était comme de la batiste, et la charpie « aussi fine que le byssus.... Cette charpie avait « été préparée et disposée en petits paquets, liés « avec des faveurs de différentes couleurs, par la « reine d'Espagne et les dames de la cour. »

Larrey, dans tout le cours de sa vie, n'a jamais fait de conquêtes plus précieuses, et après une existence remplie de labeurs et de sacrifices, il est mort sans fortune.

PAIX ENTRE LA FRANCE ET L'ESPAGNE.

La prise de Roses amena la paix entre la France

et l'Espagne. Larrey revint à Paris; c'était en l'an IV (1796). Mais le malheur des temps rendait le séjour de la capitale peu agréable. Il reçut l'ordre d'aller encore à Toulon, où il fit des cours d'anatomie et de chirurgie, et prit la direction du service chirurgical des hôpitaux militaires de cette ville. Il a laissé un mémoire fort intéressant sur la *pustule maligne*, espèce de *charbon* très-fréquent à Toulon vers cette époque. L'estime de ses chefs et la faveur méritée qui s'attachait à son nom le firent nommer professeur d'anatomie et d'opérations à l'École militaire de santé du Val-de-Grâce que l'on venait de fonder à Paris.

VOYAGE EN ITALIE.

Larrey eut à peine le temps de terminer ses leçons d'anatomie que le ministre de la guerre lui donna l'ordre de se rendre à l'armée d'Italie afin d'organiser des ambulances volantes semblables à celles qu'il avait fait confectionner en 1793 pour l'armée du Rhin. Il quitta Paris le 12 floréal an V (1er mai 1797). Arrivé à Milan peu de jours après, il apprit que des préliminaires de paix venaient d'être signés. Il organisa néanmoins ses ambulances volantes, et fit avec le commissaire général

Villemansy une inspection dans le but de créer des hôpitaux militaires. Ils visitèrent ainsi les villes de Lodi, Crémone, Mantoue, Vérone, Vicence, Padoue et Venise, où Larrey vit descendre du haut d'une des colonnes de la place Saint-Marc le lion ailé qui orna la fontaine de l'esplanade des Invalides à Paris. Il fut également témoin de la remise des fameux chevaux de Corinthe qui surmontaient le frontispice de la cathédrale et qui, plus tard, ornèrent l'arc de triomphe de la place du Carrousel. Plus tard les Parisiens eurent bien de la peine à rendre ce trophée aux ennemis de la France.

Pendant son séjour à Venise, Larrey organisa le service de santé de l'expédition qui devait être dirigée sur Corfou. Il resta quelque temps à Venise et vint ensuite à Milan où il forma le cadre de *l'ambulance volante*.

CADRE DE L'AMBULANCE VOLANTE.

Le personnel était de trois cent quarante individus environ, tant officiers que sous-officiers et soldats. Le nombre des voitures légères était de douze et celui des voitures lourdes était de quatre par division. Ces voitures, à deux ou à quatre roues et parfaitement suspendues, étaient munies d'un matelas pour recevoir les blessés qu'elles allaient chercher sur le champ de bataille pendant la durée de l'action, et qu'elles transportaient immédiatement aux hôpitaux de première ligne. Ces ambulances étaient également destinées à enlever les morts et à les faire ensevelir.

Après avoir créé une école de chirurgie à Milan, Larrey se rendit au quartier général de l'avant-garde commandée par le général Bernadotte pour inspecter les hôpitaux de première et de deuxième ligne, pour examiner les officiers de santé des régiments, enfin pour arrêter les ravages d'une épizootie terrible qui s'étendant sur toute la contrée du Frioul avait causé une épidémie parmi les habitants. Larrey, par ses sages conseils, contribua beaucoup à faire disparaître ces maladies.

UN MOT SUR LE GÉNÉRAL DESAIX.

Vers cette époque, le général Desaix vint rendre visite à Bonaparte, et parcourut les différents champs de bataille où le jeune héros s'était couvert de gloire. Partant pour Trieste, Desaix engagea Larrey à l'accompagner. Liés l'un avec l'autre par une vive sympathie depuis les campagnes qu'ils avaient faites ensemble à l'armée du Rhin, ces

deux jeunes hommes si distingués par leur courage, par leurs talents et leurs vertus, entreprirent
un voyage pendant lequel le chirurgien eut l'occasion d'admirer la modération et la modestie du
général. Celui-ci avait désiré garder l'*incognito* et
venait d'arriver à Monte-Falcone. Des officiers
français qui se rendaient aussi à Trieste, ignorant
quels étaient les deux voyageurs en concurrence
avec eux à la poste pour avoir des chevaux dont le
nombre était très-borné, provoquèrent inconsidé-.
rément le général Desaix, qui sut assez se contenir
pour ne pas laisser soupçonner son nom. Quelques
jours après, lorsque le chirurgien Larrey voulut
lui témoigner, de la part des officiers mieux in-
struits et repentants, tout le regret qu'ils éprouvaient de leur conduite blâmable : « Comment,
« mon cher Larrey, répondit le général, vous
« pensez encore à cette affaire ! Je l'avais oubliée
« en sortant de la poste. »

Arrivé à Trieste, Larrey s'empressa de conduire
Desaix vers le port et les vaisseaux qui étaient
en rade. Au nombre de ceux-ci se trouvaient trois
vaisseaux de ligne et deux frégates espagnoles
chargées de vif-argent. Le général, qui n'avait jamais vu de port de mer, examinait les bâtiments

avec le plus vif intérêt et voulait connaître le nom
des plus petites manœuvres. Desaix était loin de
prévoir que ces détails devaient lui servir dans
une navigation prochaine. Il visita aussi avec
le plus grand soin les magasins et les arsenaux de
la ville, et ne cessa de questionner durant le jour
les étrangers qu'il rencontrait dans les rues. Le
soir, à table d'hôte avec une société fort nombreuse
de généraux et d'officiers de l'état-major de la
division autrichienne cantonnée dans cette contrée,
Desaix et son compagnon de voyage furent pris
pour de simples employés d'administration. On
louait avec affectation devant eux les militaires
français et surtout les généraux qui s'étaient illus-
trés pendant les campagnes d'Italie. Après un juste
hommage rendu au général Bonaparte, la conversation tomba sur l'illustre défenseur de Kell, le
général Desaix. Le silence que gardaient les deux
convives français, et surtout le peu d'intérêt que
Desaix semblait prendre à la conversation, faillit
devenir le motif d'une discussion désagréable,
lorsque Larrey sortit de table, entraînant avec
lui son compagnon qui était doublement heureux
d'avoir innocemment trompé tous les convives.

Larrey quitta Trieste pour se rendre à Udine.

Le traité de paix de Campo-Formio ayant été
signé, Desaix revint en France pendant que le
général en chef Bonaparte parcourait les nouvelles
frontières et faisait l'inspection de son armée.
Bonaparte commença par l'avant-garde placée
sous les ordres du général Bernadotte, et prit un
vif intérêt à examiner la première division d'ambulance volante attachée à ce corps d'armée. On
fit manœuvrer devant lui le personnel de cette
ambulance comme si on était sur le champ de bataille. Le général en chef témoigna immédiatement
à Larrey son approbation : « Votre ouvrage, lui
« dit-il, est une des plus heureuses conceptions
« de notre siècle, et il suffira à votre réputation. »
Bonaparte vit également la seconde division de
cette ambulance qui était à Padoue. Larrey
acheva de son côté l'inspection de tous les hôpitaux
par ceux de Venise, et alla ensuite à Pavie, où il
présenta ses hommages aux célèbres professeurs
Spalanzani et Scarpa[1]. La mission de Larrey se
trouvait terminée ; il revint à Paris au commencement de l'hiver de 1797.

[1] Voir la Notice biographique sur Scarpa, que nous avons
insérée dans la *Biographie univ.* de Michaud, suppl. let. SC,
t. LXXXI.

I V

EXPÉDITION D'ÉGYPTE.

A peine avait-il repris ses leçons d'anatomie
au Val-de-Grâce qu'il reçut l'ordre de se rendre
à Toulon, en qualité de chirurgien en chef de
l'expédition de la Méditerranée. Il apprit seulement plus tard que cette expédition devait être
dirigée sur l'Égypte. Elle était commandée par
le jeune héros qui avait conquis à la France de
si belles provinces en Italie.

Arrivé à Toulon, le chirurgien Larrey fit confectionner dans le plus bref délai tout le matériel
nécessaire aux ambulances et organisa le personnel indispensable à une si grande réunion de
troupes. Il demanda de jeunes chirurgiens aux

écoles de médecine de Toulouse et de Montpellier ;
et comme chez les Français on trouve toujours une
spontanéité remarquable lorsqu'il s'agit de faire
une campagne, en quelques jours Larrey put réunir cent huit chirurgiens, y compris ceux des divisions partant d'Italie. Chaque régiment était en
outre pourvu de ses officiers de santé habituels.
Le médecin en chef, Desgenettes, aida beaucoup
Larrey à obtenir tous les médicaments nécessaires :
le linge, les brancards flexibles, etc., pour l'expédition projetée.

Le 24 floréal an VI (13 mai 1798), l'ordre
d'embarquement fut donné. Tous les objets matériels du service avaient été placés dans un vaisseau
destiné à leur transport. Les officiers de santé
furent distribués par divisions dans les principaux
vaisseaux de guerre. Chaque division était munie
d'une ou de plusieurs caisses d'appareils à pansement, de médicaments, et d'une caisse d'instruments de chirurgie ; précaution très-sage, car il
pouvait arriver qu'on fît une descente ou qu'on
livrât bataille en route. Les Anglais s'emparèrent
d'ailleurs, pendant la traversée, du bâtiment qui
portait tous les objets matériels du service, et causèrent aux officiers de santé un embarras qui serait

devenu très-grave sans la prévoyance du chirurgien en chef.

Le 30 floréal au soir (19 mai), tous les vaisseaux
de l'escadre et du convoi quittèrent Toulon, au
milieu des acclamations et des vœux. Le vaisseau
l'Orient portait le général en chef Bonaparte,
l'amiral Brueys, les principaux membres de la
commission des arts et les états-majors des deux
armées.

PRISE DE MALTE.

Après vingt-un jours d'heureuse navigation,
l'escadre arriva devant l'île de Malte. Elle y
trouva le convoi de Civita-Vecchia sur le sort
duquel ou avait eu de vives alarmes. Les deux
autres convois français partis de Gênes et d'Ajac-
cio avaient rejoint la flotte pendant cette première
partie de la traversée. Le 22 prairial (10 juin),
Bonaparte surveilla lui-même le débarquement, et
après vingt-quatre heures de siége et autant de
négociations, il prit possession de l'île de Malte.
La flotte remit à la voile le 30 prairial (18 juin),
et douze jours après se trouva devant Alexandrie.
Larrey, ayant soupçonné pendant la route le but
de l'expédition, avait étudié ce qui avait rapport

au climat d'Égypte, afin de donner une notice instructive et réglementaire à tous ses subordonnés.

PRISE D'ALEXANDRIE.

Le débarquement devant Alexandrie eut lieu avec rapidité. Dix mille hommes marchèrent immédiatement sur la ville, qui fut prise d'assaut après quelques heures de combat. Trois divisions d'ambulance avaient été organisées, une pour chaque aile ; la troisième, placée sous les ordres immédiats du chirurgien en chef, et près du général Bonaparte, distribuait des secours au centre de l'armée et à l'état-major. Deux cent cinquante hommes environ furent blessés dans cette journée. Parmi eux se trouvaient les généraux de division Kléber et Menou et l'adjudant-général Lescale.

On les installa dans un couvent de capucins, où y furent parfaitement traités. Kléber, soigné par Antoine Dubois, médecin de la commission des arts, et rapidement guéri, eut le commandement de la place d'Alexandrie pendant que le général en chef se portait sur le Caire, le 18 messidor (6 juillet). A la suite du combat naval d'Aboukir, un grand nombre de blessés furent confiés aux soins de Dubois ; malheureusement ce chirurgien distingué, atteint par la dyssenterie et la nostalgie, fut obligé de revenir en France.

Au nombre des blessés que Larrey eut en partage se trouvait le général Figuières dont le bras droit avait été dilacéré. L'amputation, qui était indispensable, fut pratiquée par le chirurgien en chef en présence de Bonaparte. Le général Figuières offrit à Bonaparte un damas précieux, parce que, disait-il, désormais il ne pourrait plus s'en servir. « Oui, je l'accepte, dit Bonaparte, pour en faire « présent au chirurgien en chef qui vous sauve la « vie. » Ce sabre si précieux, sur lequel étaient gravés les mots : ABOUKIR ET LARREY, fut conservé par l'illustre chirurgien jusqu'à la bataille de Waterloo ; il lui fut enlevé pendant la retraite.

L'avant-garde, sous les ordres de Desaix, s'empara de Rosette, où le docteur Desgenettes établit un hôpital. Le corps d'armée s'avança dans les déserts qui bordent la Libye, et mit cinq grandes journées à gagner Damanhour, première station où l'on trouva des ressources. Mais, pour y arriver, que de fatigues ! Obligés d'aller à pied sur un sable brûlant et dans une atmosphère de feu, les soldats, accablés de fatigue et dévorés par la soif, voyaient devant eux, par l'effet du mirage,

des plaines verdoyantes ombragées d'arbres et
sillonnées par de limpides ruisseaux ; ces lieux si
désirés semblaient s'éloigner dans les profondeurs
d'un espace sans limites à mesure qu'on avançait,
et disparaissaient peu à peu pour se montrer et
disparaître de nouveau, laissant le corps plus
anéanti que jamais et l'âme dans un découragement, dans une désespérance impossible à dire.
Plusieurs mouraient d'épuisement ; mais, chose
étonnante ! quelques instants avant d'expirer, ils
éprouvaient, comme on l'observe souvent dans
l'asphyxie, un bien-être inexprimable. De nombreuses troupes d'Arabes couraient autour des
soldats et enlevaient ceux qui avaient le malheur
de s'éloigner des colonnes. En sortant de Damanhour, Larrey lui-même et tous ses blessés furent
assaillis par une nombreuse cavalerie d'Arabes et
de mameluks, et ne durent leur salut qu'aux secours fournis par la division Desaix.

BATAILLE DES PYRAMIDES.

Le général Bonaparte reçut dans la ville de Damanhour un coup de pied d'un cheval arabe qui
produisit à la jambe droite une violente contusion
dont les suites auraient pu être très-sérieuses sans

les soins judicieux du docteur Larrey. L'armée
française gagna bientôt la ville de Rahmanièh et
les bords du Nil pendant que la flottille remontait
le fleuve sous les ordres du contre-amiral Perrée.
Dès lors on oublia les fatigues passées, et l'on ne
songea plus qu'à s'emparer du Caire. Mais on avait
à livrer une bataille sanglante aux mameluks,
qui avaient établi leur camp entre le Nil et les
Pyramides. Ils furent défaits après avoir blessé
grièvement deux cent soixante de nos soldats que
Larrey fit transporter au château de Gisèh, transformé en hôpital. Les troupes se dédommagèrent
de la soif et des privations qu'elles avaient éprou-
vées, en buvant l'excellente eau du Nil et en mangeant les melons qui croissent sur les bords de ce
fleuve.

PRISE DU CAIRE.

Le général en chef fit son entrée dans la ville
du Caire le 7 thermidor an VI (25 juillet 1798).
Larrey trouva dans cette grande ville tout ce qui
était nécessaire à l'organisation des hôpitaux. Il
y fit transporter les blessés, après avoir assuré
le service de santé des deux divisions Desaix et
Vial. La première de ces divisions se dirigea

vers la Haute-Égypte à la poursuite de Mourad-
Bey, et la seconde sur Damiette pour en faire la
conquête. Le 18 thermidor (5 août), il accompagna le général en chef, qui, bientôt, se mit à pour-
suivre sur la route de Syrie Ibrahim-Bey et ses
mameluks. Un combat eut lieu à Salhieh où les
Français remportèrent la victoire ; mais une cinquantaine d'entre eux furent blessés. Les plaies
étaient toutes causées par les terribles damas des
mameluks qui, d'un seul coup, abattaient une
partie du crâne et même des membres tout entiers. L'habile chirurgien de l'armée française
eut la consolation de les sauver tous, à l'exception
de quatre qui moururent du tétanos. A son retour
au Caire, Bonaparte apprit la nouvelle de la dé-
faite de la flotte française mouillée à Aboukir. Il
y eut un grand nombre de blessés qui furent
soignés dans les hôpitaux d'Alexandrie.

FONDATION D'UNE ÉCOLE DE CHIRURGIE AU CAIRE.

Larrey organisa, dans le plus grand hôpital du
Caire, une école de chirurgie pratique pour l'in-
struction des jeunes chirurgiens de l'armée.

OPHTHALMIE D'ÉGYPTE.

Il y avait déjà à cette époque un certain
nombre d'hommes atteints de cette maladie des
yeux si fréquente et si redoutable en Égypte. Larrey le premier rédigea un mémoire qu'il commu-
niqua à l'institut du Caire, dans lequel il traça les
préceptes d'une excellente thérapeutique, et indiqua les moyens de se préserver de cette inflammation qui détruisait quelquefois les yeux en trois ou
quatre jours. Les remèdes qu'il indiqua, tels que
la saignée des veines du cou, les sangsues ou les
mouchetures appliquées sur les tempes, les bains
de pieds, les vapeurs d'une décoction bouillante
de substances émollientes et anodines lorsque la
maladie était franchement inflammatoire ; les purgatifs, les vomitifs, les amers dans d'autres formes
de l'ophthalmie eurent un plein succès, et sur plus
de trois mille malades il n'y en eut pas un seul qui
perdît la vue. Les Anglais eux-mêmes adoptèrent
ce traitement et s'en trouvèrent bien. Les soins
et la vigilance infatigable de Larrey avaient rendu
la santé à un grand nombre de soldats.

L'armée commençait à jouir d'un repos qu'elle avait si bien mérité, lorsque, le 30 vendémiaire an VII (21 octobre 1798), la ville du Caire se révolta. Un grand nombre de mameluks déguisés s'étaient introduits parmi les habitants et les avaient déterminés à égorger les Français. La générale fut battue immédiatement ; nos troupes, sans perdre un instant, marchèrent sur ces fanatiques et les dispersèrent. Un grand nombre de révoltés qui s'étaient réfugiés dans la principale mosquée subirent un véritable siége pendant vingt-quatre heures ; le canon et les obusiers devinrent indispensables pour les réduire à implorer la clémence du général Bonaparte. Dans cette fatale journée, Roussel et Mongin, chirurgiens de première classe, furent tués en défendant l'entrée de l'hôpital. Larrey en y arrivant découvrit leurs cadavres et courut lui-même les plus grands dangers. Sur les quarante hommes qui furent blessés, plusieurs moururent du tétanos.

Pendant son séjour en Égypte, Larrey eut souvent l'occasion d'observer cette redoutable maladie. Les remèdes qui lui ont donné les meilleurs résultats sont l'extrait d'opium combiné avec le camphre et le nitrate de potasse purifié ; il dissolvait ce sel dans une petite quantité d'émulsions faites avec les semences froides ou les amandes douces. Il amputait le membre lorsqu'une blessure des extrémités était la cause du tétanos.

En achevant vers cette époque la conquête de la Haute-Égypte, en poursuivant Mourad-Bey et ses agiles mameluks jusqu'au delà des cataractes, Desaix donna aux savants qui formaient la commission des arts la facilité de visiter les ruines de la fameuse ville de Thèbes aux cent portes, et les temples si renommés de Tentyra, de Carnak et de Luxor. Ce n'est pas sans étonnement que l'on remarqua dans ces temples des bas-reliefs représentant des instruments assez semblables à ceux dont on se sert aujourd'hui pour les opérations et d'autres encore qui ne laissent aucun doute sur la perfection à laquelle étaient arrivés les chirurgiens de cette antique cité des Égyptiens.

Les hommes blessés dans différents combats et estropiés ou aveugles pour toujours furent, au nombre de cent-cinquante-trois, embarqués pour la France. Des vents contraires les poussèrent sur les côtes de Sicile, où ils furent massacrés.

Le 2 nivôse (22 décembre), le chirurgien Larrey reçut l'ordre du général Bonaparte de l'accompagner à Suez. Leur marche à travers une plaine immense et aride dura trois jours. Il n'y avait point d'habitation ni aucun signe qui indiquât la route à suivre, si ce n'est un nombre considérable de squelettes d'hommes et d'animaux de toutes espèces. Point de verdure ni d'arbre d'aucune sorte ; un seul if, d'une odeur nauséabonde, se dressait d'un air lamentable au milieu de ces débris humains et contribuait par son aspect lugubre à augmenter les idées si tristes des voyageurs. Le froid était tellement intense pendant la nuit qu'il leur était impossible de rester sans se mouvoir ; ils eurent heureusement l'idée de réunir en tas un certain nombre d'ossements et d'y mettre le feu.

EXCURSION AUX SOURCES DE MOÏSE.

Le général Bonaparte prit possession de la ville de Suez et voulut ensuite passer en Asie pour visiter les sources de Moïse et reconnaître la rive orientale de la mer Rouge du côté des montagnes du Torn. Afin d'abréger la route, on traversa la mer devant Suez au moment du reflux. La petite troupe était précédée par deux guides arabes montés sur des dromadaires. Les chevaux, malgré l'eau dans laquelle ils étaient plongés jusqu'au poitrail, traversèrent aisément ce petit bras de mer d'une largeur de cinq kilomètres.

La tradition admet que c'est l'endroit où Moïse, poursuivi par l'armée de Pharaon, traversa la mer avec les Hébreux.

Après quelques heures passées au milieu de sables mouvants, on atteignit les sources de Moïse, si célèbres dans l'antiquité, et l'on revint ensuite à Suez pendant la nuit. Les uns firent le trajet par la voie de terre ; les autres préférèrent le retour par mer comme ils étaient venus et faillirent se noyer. Le général Bonaparte, pendant les jours suivants, visita dans l'isthme l'ancien canal qui établissait une communication entre les deux mers, et en suivit même les traces jusqu'à l'antique Péluse. C'est cette communication qu'un Français, homme de mérite et d'une bien louable persévérance, M. de Lesseps, a entrepris de rétablir de nos jours. Arrivé au Caire, Larrey perfectionna le service des hôpitaux. Une maladie horrible venait de se déclarer à Alexandrie, à Damiette, à Mansoure ; elle était caractérisée par des bubons ou abcès charbonneux aux aines et aux aisselles : cette maladie était la peste qui allait exercer de si grands ravages dans l'armée française.

CAMPAGNE DE SYRIE.

La campagne de Syrie était ordonnée, et il fallait songer sans retard aux préparatifs nécessaires pour obvier aux accidents et aux dangers qu'elle allait entraîner avec elle. Larrey fit construire cent paniers qu'on devait placer par paire sur des chameaux et qui étaient destinés à recevoir chacun un blessé couché dans toute sa longueur. Les ambulances actives furent organisées par divisions et prêtes au moment du départ. Larrey accompagna le général Bonaparte et son état-major dans cette campagne où l'on aurait à lutter contre bien des causes de destruction.

Le 21 pluviôse an VII (9 février 1799), l'armée se mit en route. En arrivant à El-Arisch, l'avant-garde, sous les ordres du général Reynier, eut un engagement très-sérieux dans lequel trois cents hommes furent blessés. Larrey, accompagné d'une compagnie de cavaliers dromadaires, y arriva trois jours après et trouva les blessés couchés sur des feuilles de palmier, au milieu du camp de la division Reynier. Malgré la gravité de leurs blessures, qui nécessitèrent de grandes opérations, tous ces hommes guérirent. Comme on manquait de viande de boucherie pour faire du bouillon, Larrey, avec l'ordre du général, sacrifia un certain nombre de chameaux hors de service. Lorsque cette ressource fut épuisée, on se servit de la viande de cheval, inférieure en qualité à celle du chameau, mais avec laquelle on put encore faire un bouillon assez substantiel pour les malades.

Le 28, le général Bonaparte arriva avec son parc d'artillerie devant El-Arisch dont le fort fut battu en brèche. La garnison capitula, et obtint de se retirer avec les honneurs de la guerre. Lorsque Larrey visita le fort pour y installer ses blessés, il découvrit ceux de l'ennemi dans des souterrains infects. Ces malheureux avaient des plaies hideuses, rongées par la gangrène et remplies de vers; quelques-uns étaient attaqués de la peste. Le chirurgien en chef donna l'ordre de traîner hors du château tous les cadavres d'hommes et d'animaux en pleine putréfaction, de les enterrer dans un des boyaux de la tranchée, de brûler tous les vêtements et les objets contaminés, et enfin de blanchir les murs à la chaux avant d'y installer ses malades qu'il confia aux soins du docteur Valet.

L'armée continua sa marche dans le désert et atteignit bientôt les portes de Syrie, qui ne sont autre chose que deux colonnes de granit indiquant la séparation de l'Afrique d'avec l'Asie.

ARRIVÉE EN PALESTINE.

Le lendemain, l'armée française était en Palestine. Elle y trouva les rafraîchissements dont elle avait tant besoin. Arrivé devant Gaza, le général dispersa les mameluks d'Ibrahim-Bey qui prirent la fuite. La ville ouvrit ses portes immédiatement après. L'armée s'étant reposée pendant deux jours se dirigea vers la petite ville de Ramlèh, qu'elle prit, et vint camper devant les murs de Jaffa le 13 ventôse an VII (3 mars 1799). Le siége fut commencé, un assaut terrible eut lieu et l'armée entra dans la ville quatre jours après.

Les blessés furent placés dans plusieurs couvents, et les troupes campèrent hors de la ville, avec recommandation expresse de ne point se servir de vêtements turcs, parce que plusieurs cas de peste s'étaient déclarés.

Jaffa, bâtie au sommet d'une colline, non loin

de la mer, était entourée d'une ceinture de jardins couverts d'orangers, de cédrats et de tous les arbres fruitiers connus en Europe.

SIÉGE DE SAINT-JEAN-D'ACRE.

L'armée, bien pourvue de vivres, prit la route de Saint-Jean-d'Acrc le 25 ventôse an VII (15 mars 1799), où elle arriva cinq jours après très-fatiguée. Cette place de guerre, solidement bàtie, était entourée par un double rempart et fortifiée de distance en distance par des tours de différentes grandeurs. Située dans une presqu'île, elle a ses remparts baignés par les eaux de la mer dans les trois quarts de leur étendue; le reste est protégé par un fossé très-profond. A peu de distance, on admire encore aujourd'hui les ruines fameuses de l'ancienne ville de Tyr. Le 1er germinal (21 mars 1799), la tranchée fut ouverte; un premier assaut eut lieu sans succès; les munitions s'épuisèrent; l'ennemi s'empara sur mer de la grosse artillerie qu'on avait fait venir de Jaffa. Kléber et son général d'avant-garde Junot furent attaqués, dans les plaines d'Esdrelon près le mont Thabor, par les mameluks d'Ibrahim-Bey; ils allaient périr, lorsque Bonaparte, arrivé à leur se-

cours, dispersa les assaillants. Le général Murat,
à la tête d'un détachement de cavalerie, en atteignit
un certain nombre sur les bords du Jourdain où
ils périrent. Larrey établit un hôpital dans le couvent de la Terre-Sainte à Nazareth. Le général
Bonaparte visita cette ville et fut accueilli par les
habitants avec le plus vif enthousiasme. Malgré
l'énergie des Français, le siége de Saint-Jean-
d'Acre ne finissait pas ; les engagements étaient
multipliés, la peste faisait des progrès, on avait
successivement tenté jusqu'à treize assauts, et l'on
comptait deux mille blessés, la plupart gravement
malades. Duroc, premier aide de camp du général
en chef, reçut dans la cuisse droite un éclat de
bombe qui faillit être mortel ; l'aide de camp Beauharnais, qui fut plus tard vice-roi d'Italie, se trouvant près de son général, reçut une balle qui lui
laboura la peau du front ; le général Lannes fut
atteint d'une balle derrière l'oreille ; Arrighi, aide
de camp du général Berthier, reçut un coup de
feu sur la partie latérale du col qui lui coupa la
carotide externe. Larrey eut le bonheur de lui
sauver la vie par l'application d'un bandage
compressif. On évacua deux mille blessés sur
l'Égypte : les uns, au nombre de douze cents,

furent embarqués à Jaffa ; les huit cents autres
traversèrent le désert. En général, toutes les plaies
se cicatrisèrent avec promptitude, malgré l'innom-
brable quantité de vers dont elles étaient couvertes.
Ces larves de la mouche bleue de Syrie se déve-
loppaient avec une telle rapidité que dans l'espace
de douze ou de vingt-quatre heures elles attei-
gnaient la grosseur d'un tuyau de plume de poulet.
On les détruisait, à chaque pansement, au moyen
de lotions pratiquées avec une forte décoction de
rue et de petite sauge ; mais la quantité de mou-
ches était si considérable que les larves se repro-
duisaient immédiatement et, causant des déman-
geaisons insupportables aux malades, obligeaient
les chirurgiens à pratiquer trois ou quatre pansements par jour. Toutefois ces insectes ont souvent
accéléré la cicatrisation des plaies en provoquant
la chute des escarres qu'ils avaient en partie dévorées.

Les déserts qui séparent la Syrie de l'Égypte
ont une étendue de soixante lieues. Le transport
de tous ces blessés s'effectua sans accidents, grâce
à l'humanité du général Bonaparte et au bon vou-
loir de toute l'armée. Le général en chef donna
l'ordre que tous les chevaux de l'état-major, sans

même en excepter les siens, fussent employés au
transport de ces malheureux, et l'on vit ce grand
homme donner lui-même l'exemple du dévouement à ses semblables en marchant longtemps à
pied dans les sables du désert et sous un ciel de feu.
Chose étonnante ! presque tous les blessés étaient
guéris avant leur retour en Égypte, malgré les privations que les circonstances leur imposaient.

RAVAGES DE LA PESTE.

Combien furent louables les efforts des médecins militaires ! Tout en subissant les mêmes
fatigues que l'armée entière, ils eurent en outre la
force d'âme de lutter contre le terrible fléau de la
peste qui fit tant de victimes à Jaffa. Le docteur
Larrey a laissé un mémoire fort intéressant sur
cet horrible fléau qui s'est montré plusieurs fois
chez les mêmes sujets, ce qui démontre l'inuti-
lité de l'inoculation. Il eut la douleur de voir mourir de cette maladie plusieurs blessés sur le point
d'être guéris et auxquels il avait consacré de longues veilles et des soins de tous les instants. Cette
affection si contagieuse n'empêcha point Larrey
de faire un certain nombre d'autopsies, afin de
connaître toutes les lésions qui en résultaient et de

chercher à découvrir quel était le meilleur traitement à employer. La peste qui fit de grands ravages parmi les habitants de Gaza, Jaffa, Saint-Jean-
d'Acre, était surtout occasionnée par les déplorables
conditions hygiéniques de ces localités. L'étroitesse
des rues mal percées, tortueuses, sans pavage;
les carrefours remplis d'immondices; un sol situé
au-dessous du niveau de la mer, ou des lacs envi-
ronnants, ou des rizières marécageuses infectes;
la putréfaction d'un grand nombre d'animaux; la
malpropreté, l'inaction des habitants et leur mauvais régime, sont autant de causes qui rendent la
peste endémique dans cette contrée.

Les premiers malades atteints de la peste mouraient dans la proportion de six à huit sur dix. Plus
tard, les deux tiers au moins guérissaient. Larrey
fut très-heureusement secondé par le zèle et le
courage du médecin en chef Desgenettes, qui avait
la direction du service des fiévreux. D'après l'opinion de Larrey, il est très-important de faire
connaître que la peste est contagieuse. C'est un
moyen sûr d'en modérer l'extension. Une observation intéressante a été faite par ce chirurgien
distingué au sujet de la peste, c'est que, pendant
qu'elle règne d'une manière très-active, aucune

épidémie n'a lieu. Ainsi, en 1799, quand elle sévissait avec violence dans les villes maritimes de Syrie, en Égypte et même au Caire il n'y eut point de sujet atteint de la petite vérole ; en 1800, lorsque la peste eut disparu, la petite vérole exerça de grands ravages, surtout au Caire, et dans l'interrègne de cette dernière maladie la fièvre jaune se déclara.

La peste alla en diminuant jusqu'à l'époque où les Français quittèrent l'Égypte. Une remarque très-utile que fit également le docteur Larrey au sujet du traitement de la peste, c'est que les blessés ayant une plaie en suppuration étaient généralement préservés du fléau ; mais lorsque la blessure était sur le point d'être entièrement cicatrisée, les premiers symptômes de la peste commençaient à se déclarer.

La campagne d'Égypte fut une des plus pénibles que les Français eurent jamais à faire. La chaleur du climat, les eaux marécageuses et quelquefois remplies de sangsues minces comme un crin de cheval, la réverbération des rayons du soleil par le sable du désert, le *khamsyn* ou vent du sud et la peste causèrent parfois à nos compatriotes un découragement dont leur patience et l'exemple de leurs chefs purent seuls les faire triompher. Leurs marches dans le désert furent surtout excessivement pénibles. Assaillis par le vent du désert, qui était pour eux un phénomène inconnu, ils eurent les plus grandes difficultés à continuer leur route. Nous n'avons en Europe aucune idée de la violence de cette tempête.

LE KHAMSYN OU VENT DU DÉSERT.

Le voyageur Volney en a donné une description qui a le mérite de l'exactitude. « On peut comparer, dit-il, l'impression que produisent ces vents sur nos organes à celle d'un four banal, au moment où l'on en tire le pain. Le ciel, toujours si pur en ces climats, devient trouble ; le soleil perd son éclat, et n'offre plus qu'un disque violacé ; l'air est plein d'une poussière déliée qui ne se dépose pas, mais pénètre partout. Ce vent, toujours léger et rapide, n'est pas d'abord très-chaud ; mais, à mesure qu'il prend de la durée, il croît en intensité. Les corps animés le reconnaissent promptement au changement qu'ils éprouvent. Le poumon, irrité par la présence de cet air, se contracte ou se crispe ; la respiration devient courte, laborieuse ; la peau est sèche, et l'on est dévoré par une chaleur interne : on a beau se gorger d'eau, rien ne rétablit la respiration; on cherche en vain la fraîcheur; les corps qui avaient coutume de la donner, trompent la main qui les touche; le marbre, les métaux et l'eau, quoique le soleil soit voilé, sont chauds : dans ces moments, les habitants des villes et des villages s'enferment dans leurs maisons, et ceux du désert dans leurs tentes, ou dans les puits creusés en terre, où ils attendent la fin de ce genre de tempête. Communément, elle dure deux ou trois heures; si elle dure davantage, elle devient insupportable. Malheur aux voyageurs que tel vent surprend en route! Loin de tout asile, ils en subissent tout l'effet, qui est quelquefois porté jusqu'à la mort. Le danger existe surtout au commencement des rafales; alors la vitesse accroît sa chaleur au point de tuer subitement. Cette mort est une vraie suffocation : la circulation est dérangée, et le sang, chassé par les dernières contractions du cœur, afflue vers la tête et la poitrine; de là les hémorrhagies qui se manifestent par le nez ou la bouche, à l'instant de mourir ou après la mort. Ce vent attaque surtout les gens replets, et ceux en qui la fatigue a brisé le ressort des muscles et des vaisseaux. Les cadavres s'enflent prodigieusement et se putréfient très-vite.

« On en modère un peu les effets en se couvrant la face d'une manière quelconque, ou, comme les chameaux, en mettant le nez dans le sable jusqu'à la fin de la tempête, qui dure ordinairement deux ou trois heures ; ce vent crispe la peau, pompe avec rapidité les émanations aqueuses des animaux, ferme les pores, et cause cette chaleur fébrile qui accompagne toute transpiration supprimée. »

Larrey, en parlant du *khamsyn*, ajoute : « Je ressentis si fortement tous ces effets, qu'ils faillirent me faire périr ; car, quelques minutes après cette espèce de tourmente, je tombai en syncope, et n'espérai plus pouvoir arriver à Salhieh. Beaucoup d'animaux furent suffoqués, surtout des chevaux ; enfin toute l'armée en fut considérablement incommodée. Cette journée fut, pour quelques convalescents de la peste qui nous suivaient, le terme fatal de leur carrière. La vue des campagnes fertiles de Salhieh ombragées par des forêts immenses de palmiers, l'eau du Nil, les bons aliments que nous trouvâmes, et l'air pur que nous respirions, nous rendirent nos forces. »

En revenant au Caire, Larrey reprit la direction

du service de santé de l'Égypte. Bientôt le général
en chef fut instruit qu'une armée composée de
vingt mille Ottomans avait débarqué dans la
presqu'île d'Aboukir. Il se dirigea immédiatement vers Alexandrie avec son armée. Larrey fit
organiser deux grands hôpitaux dans la ville,
avec tous les appareils nécessaires aux pansements
des grandes blessures.

Le 7 thermidor an VII (25 juillet 1799), au
lever du soleil, l'armée française emportait les retranchements du camp ennemi. Les Ottomans
furent mis en déroute, et la plupart de ceux qui
s'enfuirent vers le rivage pour s'embarquer dans
leurs vaisseaux furent sabrés par la cavalerie de
Murat ou périrent dans la mer. Dix mille musul-
mans furent tués, et leur général en chef, Mousta-
pha-Pacha, blessé à la main, fut fait prisonnier.
Il reçut les soins du chirurgien en chef jusqu'à sa
complète guérison.

L'armée française eut huit cents blessés, parmi
lesquels se trouvaient Lannes, Murat et Bertrand,
alors chef de brigade du génie.

Les ambulances étaient si bien disposées sur le
champ de bataille que tous les blessés reçurent
immédiatement des secours. On pratiqua de suite

et avec le plus grand succès quarante amputations.

Cette victoire fut célébrée par le général Bonaparte, qui donna une fête magnifique à tous les généraux et aux chefs de corps des différents services.

RETOUR EN FRANCE DU GÉNÉRAL BONAPARTE.

Bonaparte s'embarqua pour la France le 5 fructidor (22 août) de la même année, en confiant le commandement de l'armée au général Kléber. Cet officier distingué s'attacha à suivre les plans de son prédécesseur. Celui-ci avait établi une commission de salubrité publique; Kléber la perfectionna, et rendit à l'humanité et à l'armée de grands services en prenant les mesures nécessaires pour empêcher l'invasion de la peste d'Égypte en Europe.

Vers la fin de l'année, les Français furent informés que le grand vizir se dirigeait sur les frontières de l'Égypte avec une armée. La garnison française d'El-A'rych fut forcée de capituler. Elle était dépourvue de moyens de résistance et éloignée de tout secours; l'ennemi l'égorgea en grande partie, et l'officier de santé qui pansait un blessé ne fut même pas épargné : on lui trancha la tête.

Le 29 brumaire an VIII (20 novembre 1799),
Kléber marcha au-devant du grand vizir, qu'il
atteignit près du village de Matarièh et sur l'emplacement même de l'antique ville d'Héliopolis.
La victoire ne fut pas un instant douteuse; le
grand vizir prit la fuite, et une partie de ses
troupes périt de faim et de soif dans le désert qui
sépare l'Égypte de la Syrie.

SECONDE RÉVOLTE DU CAIRE.

Les Français, en revenant au Caire, furent très-
surpris de trouver cette ville défendue par cinquante mille Turcs ou mameluks et par les habitants révoltés. Les avenues étaient fortifiées par
des ouvrages divers et par des batteries. Un
assaut fut donné sans succès; beaucoup de soldats y perdirent la vie et deux cents furent
plus ou moins grièvement blessés; le général
Belliard reçut un coup de feu qui lui traversa
le bas-ventre de part en part. Cet officier de
mérite fut assez heureux pour être guéri le qua-
rante-sixième jour du traitement. L'armée française entreprit alors un siége en règle et bombarda
les assiégés, qui obtinrent une capitulation le
1ᵉʳ floréal (20 avril) et se retirèrent en Syrie

5.

avec les honneurs de la guerre. Larrey eut la douleur de voir périr deux cent soixante blessés qui
furent atteints d'une espèce de fièvre jaune assez
semblable à celle qu'on observe dans les colonies.

Les Français furent bientôt après attaqués par
de nouvelles troupes turques. Celles-ci, dirigées
par le commodore Smith, effectuèrent une descente
sur la plage de Damiette; mais elles furent disper-
sées et jetées à la mer par une division que commandait le général Verdier. Tant de fatigues de
toutes sortes, tant de privations sous un ciel brûlant provoquèrent un grand nombre de maladies
du foie qui dégénérèrent en abcès. L'illustre chirurgien en chef fut souvent obligé de plonger
l'instrument tranchant dans le ventre des malades
pour donner un libre cours à la suppuration. Il
indiqua en même temps, dans les leçons cliniques
qu'il faisait à l'hôpital de la ferme d'Ibrahim-Bey,
les caractères de ces maladies et les moyens de
traitement les plus efficaces.

La prise du Caire assura pour la seconde fois la
possession de l'Égypte à l'armée française, à l'exception du Saïd, laissé à Mourad-Bey moyennant
une rétribution annuelle. Larrey reprit ses cours
de chirurgie et d'anatomie. Il fit également des le-

çons cliniques dans lesquelles les officiers de santé eurent l'occasion d'étudier différentes maladies qui leur étaient inconnues.

LA LÈPRE DANS LA VILLE DU CAIRE.

Plusieurs soldats avaient contracté la lèpre en couchant sur des matelas qui avaient servi à des lépreux et en mangeant de la chair de porc et des viandes salées. Cette maladie si ancienne était caractérisée du temps de Larrey par de petites pustules rugueuses à leur sommet, se fixant principalement au visage et aux extrémités. Ces pustules, réunies par plaques plus ou moins larges, étaient d'abord bleuâtres, mais se desséchaient sous forme de croûtes noirâtres, laissant suinter par leurs bords une humeur jaune et fétide; ces plaques, en se réunissant, déformaient complétement les traits du visage et faisaient du malade un être repoussant. Vers la fin de la maladie, les croûtes, en tombant, laissaient à leur place des ulcères profonds d'un rouge violacé d'où s'écoulait une sanie d'une odeur insupportable. A l'exception d'un seul, tous les malades traités par Larrey furent guéris au moyen des amers, d'un régime doux et nourrissant, et de l'application du fer rouge sur les plaies ulcérées.

ÉLÉPHANTIASIS.

Larrey traita aussi en Égypte une maladie non moins extraordinaire que la lèpre ; c'est l'*éléphantiasis.* Ce nom provient sans doute de ce que les pieds des malades acquièrent un volume énorme qui rappelle ceux de l'éléphant. Ces extrémités se couvrent de croûtes noirâtres et fétides assez semblables à celles de la lèpre. Cette maladie non contagieuse permet d'arriver à une extrême vieillesse.

Après la prise du Caire, Larrey reçut l'ordre de se rendre à Alexandrie pour passer l'inspection des officiers de santé et faire des propositions d'avancement en faveur des plus méritants. Il mit deux jours à traverser les déserts brûlants où l'on trouve le lac sans eau (Maréotis). A moitié route, il fut assailli par un vent de *samiel* ou vent du désert. De violents tourbillons de poussière contraignirent Larrey et sa suite à mettre pied à terre et à se coucher sur le sable, près de leurs chevaux, pour ne pas périr étouffés.

MORT DE KLÉBÉR.

A peine était-il depuis quelques jours à Alexandrie, qu'une triste nouvelle vint jeter le deuil dans
son âme. Il apprit la mort du général Kléber,
qu'un jeune philistin nommé Soliman-el-Hhleby
avait assassiné. Ce misérable, instruit, mais très-
fanatique, avait quitté l'armée du grand vizir en
Syrie dans l'intention formelle de tuer le général
en chef de l'armée française. Soliman-el-Hhleby
frappa le général d'un coup de poignard dans le
côté droit, et l'enfonça jusqu'au cœur qui fut atteint. Il blessa en outre et dangereusement l'officier de génie Protin qui était accouru au secours
de son chef. Le supplice infligé au coupable fut
terrible : c'est celui que l'on réserve dans le pays
aux grands criminels. On lui brûla la main droite,
qui fut carbonisée jusqu'aux os. Il fut de plus em-
palé. Les souffrances, qui furent atroces, n'arra-
chèrent pas une plainte à ce fanatique. Le pal,
après avoir déchiré les organes du bas-ventre,
avait fracturé deux vertèbres lombaires et s'était
introduit dans le canal vertébral.

MORT DU GÉNÉRAL DESAIX.

Pendant que le général Kléber mourait si triste-
ment en Égypte, la France perdait un autre de ses
grands capitaines. Celui-là du moins terminait sa
carrière dans la splendeur et les joies du triomphe.
Le même jour et à la même heure (25 prairial
an IX (14 juin 1800), dans une charge qui décida
du gain de la bataille de Marengo, Desaix était
tué, en regrettant de *n'avoir point assez fait pour
la postérité.*

Le général Menou succéda à Kléber dans le
commandement de l'armée d'Égypte. Ce nouveau
général en chef fit d'utiles réformes administratives,
donna des ordres pour l'organisation des hôpitaux
et des ambulances actives, augmenta la solde des
officiers de santé et leur accorda les récompenses
qu'ils avaient si dignement méritées. L'armée
française, bien habillée, bien équipée, bien payée,
jouissait d'un tel bien-être qu'elle restait avec bonheur en Égypte, et semblait justifier le proverbe
ancien : *Ibi patria, ubi benè.*

Larrey se rendit à Damiette le 8 thermidor
(27 juillet), pour terminer l'examen des officiers
de santé des corps et l'inspection des hôpitaux et

du lazaret. Il s'arrêta à Mansoure, où saint Louis perdit une bataille contre les Sarrasins, et revint peu de temps après au Caire proposer au général Menou différentes améliorations jugées nécessaires, entre autres l'établissement d'un hôpital civil pour l'admission des malades des deux sexes.

COUP D'ŒIL SUR LES BLESSÉS D'ÉGYPTE.

Il est extrêmement intéressant d'examiner les principaux blessés que Larrey eut à soigner pendant la campagne d'Égypte, et d'indiquer les procédés ingénieux employés par cet habile chirurgien pour rendre ces malheureux à la vie et à la santé.

Pendant le troisième assaut livré à Saint-Jean-d'Acre, un guide de l'armée reçut un coup de feu au sinus frontal droit. En fracturant la paroi externe de l'os frontal, la balle se divisa en deux parties : l'une glissa extérieurement entre la peau et l'os dans un espace de plus d'un centimètre en longueur ; l'autre pénétra dans le sinus et alla s'incruster dans sa paroi interne qu'elle fractura. Larrey agrandit l'ouverture par le trépan, découvrit le projectile profondément enfoncé et en fit l'extraction au moyen de l'élévatoire. Il trépana ensuite la paroi interne du sinus et pénétra ainsi dans le crâne. Il avait pour but de donner issue au sang épanché entre l'os et les membranes qui recouvrent le cerveau ; c'est ce qui eut lieu : le sang épanché, en s'échappant au dehors, amena une amélioration immédiate, et la guérison arriva sans accidents. A la révolte du Caire, un soldat reçut une balle au milieu du front ; le projectile, après avoir pénétré dans la cavité du crâne, glissa entre les os et les membranes du cerveau jusqu'en arrière. Larrey introduisit par l'ouverture une sonde en gomme élastique, reconnut la balle par ce toucher médiat, et, faisant une contre-ouverture au niveau correspondant, au moyen d'une large couronne de trépan, il fut assez heureux pour retirer la balle qui était baignée dans une grande quantité de pus. Le malade guérit parfaitement.

Pendant le siége d'Alexandrie, un caporal de la 88e demi-brigade d'infanterie de ligne fut atteint par un boulet qui lui emporta les deux mâchoires presque en totalité. Il en était résulté une énorme plaie avec d'affreux lambeaux qui avaient laissé à nu les vaisseaux du cou. On le croyait mort, lorsque Larrey l'aperçut dans un coin de l'hôpital. Trente-cinq jours après, ce chi-

rurgien l'avait mis en état d'être évacué sur la
France.

L'habile docteur parvint à extraire avec le
plus grand succès un fragment de baïonnette
d'une longueur de trois centimètres qui était im-
planté dans le fond de la bouche, sous les piliers
du voile du palais. Le blessé guérit en peu de
jours.

A la bataille d'Aboukir, Murat eut la gorge
traversée par une balle et fut guéri en fort peu de
temps.

Contrairement à l'opinion des chirurgiens de
son temps, Larrey s'empressait de réunir les plaies
de poitrine, après avoir fait écouler par la position
déclive le sang épanché ; il appliquait ensuite un
bandage, qui, en comprimant méthodiquement,
arrêtait l'hémorrhagie. C'est ainsi qu'il a sauvé la
vie à plusieurs hommes dont les poumons avaient
été largement ouverts par l'arme blanche.

Combien de procédés ingénieux et hardis ce
grand chirurgien n'a-t-il pas employés pour obvier
aux énormes mutilations occasionnées par les gros
projectiles !

MŒURS DES ÉGYPTIENS.

Larrey n'était pas seulement un chirurgien d'un grand mérite et un homme intrépide, comme son habileté opératoire, son sang-froid sur le champ de bataille l'avaient si souvent montré; c'était encore un penseur et un observateur distingué. Il fit sur le climat de l'Égypte, sur les mœurs et les usages des habitants, une foule de remarques utiles qu'il a consignées dans ses ouvrages.

A l'exemple de Volney, il divise les habitants de l'Égypte en quatre classes principales : les mameluks, les Turcs ou Turkomans, les Arabes et les Coptes.

Vers le xᵉ siècle, les mameluks descendirent du mont Caucase, firent des incursions en Syrie, et s'emparèrent de l'Égypte. Ils ont le crâne arrondi, le visage ovale avec de grands et beaux yeux, un nez aquilin et le menton légèrement saillant. Leur peau est d'un blanc mat, leur démarche gracieuse, leur caractère altier mais généreux ; ce sont les premiers cavaliers du monde. La beauté de leurs femmes offre parfois le type de la perfection.

Les Turcs sont originaires de la Turquie ou de

la Tartarie asiatique. Ils ont le teint basané, le visage plus aplati et le crâne plus bombé que les mameluks; leurs yeux petits et sombres donnent à leur physionomie une expression défavorable, que semble confirmer parfois leur caractère. Ils composent en grande partie la population du Caire.

Les Arabes présentent des différences très-tranchées selon leur origine : les uns, venus des bords de la mer Rouge ou de l'Arabie, se sont perpétués dans la Basse-Égypte, où, sous le nom de fellâhs, ils cultivent la terre; les autres sont originaires de l'Afrique elle-même. Il ne faut pas les confondre avec les Bédouins ou Arabes bergers divisés par tribus, et qui vivent à l'entrée des déserts, transportant leurs tentes d'un lieu à un autre selon leurs besoins.

Les Coptes sont les habitants dont l'étude a le plus intéressé le chirurgien Larrey. Il les regarde comme les descendants des anciens Égyptiens. Leur teint est jaunâtre, leur visage bouffi avec des pommettes saillantes; ils ont de grosses lèvres, un nez à peu près droit mais évasé. On voit qu'ils offrent certaines ressemblances avec les nègres; mais ils ont les yeux plus grands et les paupières un peu tuméfiées. Ils ont conservé le langage et

les mœurs des anciens Égyptiens. Larrey fit une
collection nombreuse de crânes qui lui permit de
tirer des conclusions fort intéressantes sur les descendants de cette ancienne nation. L'examen des
momies auquel il se livra dans les Pyramides et
dans le puits Sakkarah lui a fait admettre que
les Coptes ou véritables Égyptiens d'aujourd'hui
étaient les descendants des anciens Égyptiens. Il
pense en outre que ceux-ci viennent des Abyssins
et des Éthiopiens, qui, à leur tour, tireraient leur
origine des Chaldéens.

DES BAINS EN ÉGYPTE.

Les Égyptiens parlent la langue arabe et pro-
fessent la religion musulmane. Ils prennent fréquemment des bains. Cette excellente habitude,
qui est un de leurs plaisirs les plus vifs, les préserve d'un grand nombre de maladies.

On entre dans un établissement de bains par
une porte étroite qui s'ouvre dans une salle en
forme de rotonde, éclairée à la partie supérieure.
Une sorte de divan est disposé autour du mur et
offre des compartiments, afin que chacun puisse
déposer ses vêtements et se reposer dans cette
salle, dont la fraîcheur est entretenue par un jet

d'eau. C'est là qu'on place tous les objets nécessaires au service du bain.

Le baigneur, étant déshabillé, se couvre la tête
et les reins d'une serviette, prend des sandales et
entre dans une allée étroite et longue, où, après
avoir ouvert plusieurs portes, il se trouve dans
une petite salle de marbre. Cette salle, d'une température modérée, est l'antichambre du grand
bain. Celui-ci consiste en un vaste appartement
voûté ; les murs sont en marbre et en porphyre ;
quatre cabinets ou alcôves de même forme lui sont
contigus ; l'atmosphère de cet appartement est
remplie d'une vapeur sans cesse renouvelée, qui
provient d'une fontaine chauffée à trente degrés.
On y brûle des parfums d'une odeur suave.

Le baigneur, couché sur une natte très-fine et
la tête appuyée sur un coussin, est frotté entièrement au moyen d'une poignée de filasse imprégnée
de mousse de savon blanc et odoriférant. Il est
ensuite lavé dans un des bassins de marbre des
cabinets. Après une demi-heure de séjour dans
cette cuve, il s'assied sur ses bords arrondis, et il
est frictionné méthodiquement. Enveloppé ensuite
de linges chauds, il est conduit à l'appartement
extérieur, où il se couche et s'abandonne aux

6.

mains habiles d'un nouveau serviteur, qui le masse, fait craquer les articulations, et, au moyen de la pierre-ponce, lui râpe l'épiderme épais des pieds. C'est le moment de fumer dans un demi-sommeil rempli de langueur et de vagues rêveries. Le baigneur ne sort imparfaitement de sa somnolence que pour boire des sorbets et du café.

Ces bains sont très-efficaces pour combattre les dartres, les rhumatismes et la goutte. Larrey, qui les a expérimentés, les regarde comme un des moyens qui contribuent chez les gens riches à la prolongation de la vie. En l'an VIII (1800), il y avait au Caire, dans la classe aisée, trente-cinq personnes qui avaient dépassé la centième année.

BAINS DES FEMMES ÉGYPTIENNES.

Les bains sont une des plus précieuses distractions dans l'existence des femmes de l'Orient ; aussi les aiment-elles avec passion. Elles s'y rendent deux fois par semaine, à des heures où elles sont sûres de n'y rencontrer que des personnes de leur sexe. Il y a, d'ailleurs, peine de mort pour tout homme qui voudrait s'introduire dans l'établissement pendant qu'il est occupé par les femmes.

Habillées d'un riche costume, voilées de noir,

et montées sur de beaux ânes, elles se rendent au
bain sous l'escorte d'un certain nombre de serviteurs, dont les uns précèdent la marche, tandis que
les autres la suivent armés de longs bâtons pour
écarter la foule. Dès qu'elles sont entrées dans
l'établissement, on ferme les portes au verrou.
Les serviteurs restent en dehors avec leurs
bêtes, et font respecter cet asile inviolable. Les
femmes s'arrêtent dans la première salle, où elles
sont déshabillées par des esclaves accoutumées à
ce service; elles passent ensuite dans la salle du
bain, où elles sont lavées et massées dans une atmosphère humide chargée de parfums. Les esclaves
répandent sur leur corps des essences précieuses,
tressent leurs longs cheveux noirs, brunissent leurs
sourcils et leurs cils, et teignent les ongles de leurs
mains et de leurs pieds avec la teinture mordorée
de *henné*. Après ces importantes opérations, les
baigneuses sont revêtues de tuniques et de turbans
en mousseline des Indes d'une blancheur éclatante.
On a fait dissiper les vapeurs, et la salle de bain
se trouve transformée en une salle de festin, dans
laquelle on dresse une table chargée de mets ex-
quis. Vers la fin de la collation, les femmes sortent
de leur langueur pour causer entre elles sur les

préférences que leur accorde leur sultan et sur les aventures du sérail. Puis des almées ou baladines viennent faire de la musique pitoyable, dansent, gesticulent, jouent du gobelet et tirent les cartes à ces êtres insignifiants et crédules. Enfin l'heure du départ étant arrivée, les femmes quittent leur costume de bain pour s'habiller, remontent sur leurs ânes et s'en vont avec leurs serviteurs.

Ces bains augmentent l'embonpoint et favorisent la fécondité. Larrey a remarqué que plusieurs femmes de l'armée qui n'avaient jamais été mères ont pu le devenir après avoir fait méthodiquement usage de ces bains.

Dans ses Mémoires, extrêmement intéressants, Larrey a consigné un grand nombre de détails sur les usages et les mœurs des Égyptiens. C'est ainsi qu'il a mis à profit les rares loisirs que ses nombreuses occupations lui laissaient. Il indique dans ces Mémoires les différents procédés d'embaumement employés par les Égyptiens.

CLIMAT DE L'ÉGYPTE.

Il divise le climat de l'Égypte en quatre saisons constitutionnelles. La première est celle qui commence avec le débordement du Nil, le 21 août en moyenne. Le fleuve, en s'étendant au loin dans les terres, ressemble à un vaste lac, et les villes et les villages sont comme des îlots semés çà et là sur sa surface : c'est la *saison humide* qui occasionne les ophthalmies et les maladies catarrhales. Vers la fin du mois de septembre, les eaux se retirent en laissant sur le sol sablonneux de l'Égypte un limon précieux qui permet aux habitants de semer immédiatement du trèfle, de l'orge et du blé ; la température s'abaisse pendant cette saison : c'est l'hiver du pays. Du mois de décembre au mois de mars, la chaleur augmente et la végétation devient exubérante et générale. Larrey lui a donné le nom de *saison fécondante.*

La troisième saison dure trois mois, du 1er mars à la fin de mai. C'est pendant les premiers jours du mois de mars que les Égyptiens terminent leurs moissons. La maturité des céréales et surtout l'insalubrité de l'atmosphère à cette époque de l'année les y oblige impérieusement. Des vents venus du sud règnent pendant une cinquantaine de jours ; voilà pourquoi on leur a donné le nom de *khamsyn.* Ils sont intermittents et ne durent ordinairement que trois ou quatre heures. Ils sont d'autant plus dangereux qu'ils viennent des déserts situés au midi de l'Égypte. Les vents auxquels les voyageurs ont donné le nom de *samiel* sont encore plus terribles, parce qu'ils produisent des trombes de sable qui peuvent s'élever jusqu'à vingt mètres environ et retomber avec une violence épouvantable. Ces vents sont parfois très-pernicieux lorsqu'ils passent sur des marais ou sur des lacs formés par les eaux du Nil quand il se retire ; ils le sont davantage encore lorsque dans leur marche rapide ils rencontrent des cimetières qui ont été envahis par l'inondation. C'est avec raison que Larrey donne à cette saison le nom de *saison morbide*, parce qu'elle cause un grand nombre de maladies putrides. C'est après la grande inondation de 1801 qu'éclata si violemment la peste au Caire et dans la Haute-Égypte.

La quatrième saison commence au milieu du mois de juin et dure jusqu'au débordement du Nil. Pendant cette saison, à laquelle l'illustre chirurgien a donné le nom d'*étésienne*, les vents venus de la Méditerranée se sont chargés de vapeurs aqueuses qui se condensent au solstice d'été sur les montagnes de l'Abyssinie, et déterminent par leur chute, dans ces régions, la crue périodique du Nil, son débordement et finalement la fécondité de l'Égypte. Cette *saison étésienne* est la plus salubre de l'année : il n'y a point alors de malades, et les blessures les plus graves se cicatrisent avec une facilité remarquable. C'est l'époque où les caravanes se mettent en marche pour faire des transactions commerciales ou accomplir des devoirs religieux.

Les Égyptiens font plusieurs récoltes à l'aide de l'irrigation ; ils cultivent le blé, le maïs, le doura, le sucre, le lin, le riz, le coton, l'indigo, le carthame, etc. Le palmier et le sycomore sont les arbres les plus beaux et les plus aimés de ce pays ; le premier fournit la datte si utile pour traverser le désert ; les Égyptiens s'en servent aussi pour faire du vin et de l'eau-de-vie. Le sycomore donne une figue rouge peu estimée ; mais il offre au voyageur fatigué par la chaleur de la route un feuillage très-épais qui permet de jouir d'un repos devenu indispensable.

LE CHAMEAU EN ÉGYPTE.

Dans une contrée aussi brûlante que l'Égypte, il était nécessaire que les habitants eussent à leur service un animal à la fois vigoureux et sobre pour traverser les déserts qui séparent un pays d'un

autre ; la nature y a complétement pourvu, en y
faisant naître le chameau. Il en existe de deux
sortes : l'un, plus grand et plus gros, est destiné
à porter les fardeaux ; l'autre, plus petit, plus
agile, sert de monture aux Arabes pour les longs
voyages dans le désert. Il peut faire aisément
vingt-cinq à trente lieues par jour. Le général Bonaparte mit à profit ces précieuses qualités du
chameau, en formant un régiment de cette cavalerie spéciale. Ce régiment, commandé par le chef
de brigade Cavalier, fournissait des estafettes et
combattait même les Arabes. Avant le départ, on
donnait à manger à ces animaux une grande quantité de noyaux de dattes. Ces noyaux, qui ne paraissent pas contenir de substance alimentaire,
sont cependant très-nourrissants. Le chameau les
concasse grossièrement pendant une première
mastication ; mais durant le voyage, il leur fait
subir une mastication plus complète en ruminant.
La viande du chameau est fort bonne, au dire de
Larrey, et ressemble à celle du bœuf. Le lait de
cet animal est presque aussi nourrisant que celui
de la vache.

Le cheval est pour l'Arabe un compagnon et un
ami. Leur affection réciproque est proverbiale ; et

tout le monde se souvient de l'épisode charmant raconté à ce sujet par un poëte de nos jours[1]. Ils dorment ensemble sous la même tente ; cette simple mesure préserve l'animal de l'ophthalmie si fréquente en Égypte.

La conquête de l'Égypte par les Français ne fut pas stérile pour les habitants de ce beau pays. On avait établi de vastes ateliers et des manufactures; de grandes voies de communications étaient commencées ; les places fortes et les ports avaient été réparés; vainqueurs et vaincus s'étaient pris les uns à l'égard des autres d'une sympathie réelle. Les Français allaient jouir paisiblement du fruit de leur conquête, lorsqu'ils se virent tout à coup menacés par plusieurs armées à la fois. Au sud, une armée d'Indiens (Cipayes) ; à l'est, le grand vizir avec une armée nombreuse vers les frontières de l'Égypte ; au nord, une flotte anglaise et turque bloquant Alexandrie et au moment d'effectuer une descente ; à l'ouest enfin, les Mameluks et les Arabes inoffensifs en ce moment, mais prêts les uns et les autres à embrasser le parti du vainqueur.

---

[1] Lamartine, *Voyage en Orient.*

7

Les Anglais débarquèrent le 17 ventôse an IX (8 mars 1801) à Aboukir, et se fortifièrent immédiatement dans les ruines d'un camp qui avait été celui de César. Nos troupes les attaquèrent le 21 mars, mais ne purent les vaincre dans leurs retranchements. Larrey eut à secourir dix-neuf cents blessés, parmi lesquels six généraux et un grand nombre d'officiers. Tous ceux qui furent amputés pendant les premières heures de la bataille se rétablirent avec rapidité. Tous ceux, au contraire, qui résistèrent aux conseils du chirurgien Larrey et refusèrent de se laisser amputer immédiatement après avoir reçu un coup de feu, moururent avec des douleurs atroces. Larrey a donc eu raison d'insister sur l'amputation immédiate du membre désorganisé par une balle ou par un coup de boulet. Cette opération était pratiquée par le grand chirurgien sur le lieu même du combat. On ne peut avoir assez d'éloges pour louer le dévouement et le sang-froid d'un tel homme[1].

[1] Parmi les blessés, se trouvait le général Silly, dont le genou droit venait d'être broyé par un boulet. Larrey propose l'amputation immédiate sous le feu même de l'ennemi.

Larrey fut obligé de passer plusieurs jours et plusieurs nuits de suite pour panser les malheureux blessés de la désastreuse journée du 21 mars. Un mois s'était à peine écoulé que plus de mille de ces blessés étaient guéris et rentrés dans leurs corps respectifs.

Les revers de notre armée se succédèrent et les maladies devinrent plus nombreuses. Trois mille Français furent atteints d'une ophthalmie intense, et bientôt le scorbut sévit d'une manière épidémique sur toute l'armée. Trois mille cinq cents scorbutiques passèrent dans les hôpitaux d'Alexandrie. Les différents combats qu'on livrait sans cesse augmentèrent encore le nombre des blessés et engagèrent le général en chef Menou à demander une capitulation qui fut signée le 13 fructidor

---

Le général accepte et l'opération est terminée en trois minutes. Mais voici les cavaliers anglais qui s'élancent de leur côté. Que vont devenir le chirurgien et son cher malade ? « Je « n'eus que le temps de charger le blessé sur mes épaules, « dit Larrey, et de l'emporter rapidement vers notre armée, « dont la retraite était commencée. Une série de trous, ou « fosses de *câpriers*, à travers lesquels je passai, me sauva ; la « cavalerie ne put suivre ce chemin entrecoupé, et j'eus le « bonheur de rejoindre l'arrière-garde de notre armée avant « ce corps de dragons.

« Enfin, j'arrivai avec cet honorable blessé sur mes épaules à Alexandrie, où j'achevai sa guérison. »

(31 août). La première des conditions de cette capitulation était que tous les Français rentreraient dans leur patrie avec les honneurs de la guerre.

Le nombre des malades ou blessés qu'on embarqua pour la France fut de mille trois cent trente-huit; tous à l'exception de huit, revinrent à la santé. Les malades graves restèrent en Égypte, sous la protection des Anglais, et ne regagnèrent la France que deux mois après. Ils étaient entièrement guéris.

RETOUR DE LARREY EN FRANCE.

Du 1er au 25 vendémiaire an X (23 septembre et 17 octobre 1801, l'armée appareilla pour la France. Le dernier jour, Larrey s'embarqua avec le général en chef et une partie de l'état-major sur la frégate anglaise *la Diane*. Ce n'est pas sans regrets que le grand chirurgien abandonna cette contrée ; tant il est vrai que l'homme se prend parfois d'un vif attachement pour les lieux où il a souffert. En revoyant les côtes de la France, ce chirurgien, qui avait assisté à tant de combats, à tant de scènes épouvantables, et dont le cœur, semble-t-il, devait être à l'abri de toutes les émotions douces, Larrey, disons-

nous, fut transporté d'une telle joie que sa robuste organisation eut peine à y résister. « Nous aspi-
« rions avec ardeur au moment de nous proster-
« ner sur le sol de notre patrie, et d'embrasser
« nos parents et nos amis. Pour moi, je restai
« dans une telle extase, que mes sens, presque
« interdits, avaient peine à saisir ces douces réa-
« lités. Comment ne pouvais-je pas éprouver cette
« espèce de trouble? Après avoir fait tant de fois
« l'abandon de mon existence et de tout ce que
« j'avais de plus cher, je sentais renaître pour
« moi le bonheur de retrouver une épouse chérie,
« et je pensais au plaisir de recevoir les premières
« caresses d'un enfant qu'elle portait encore dans
« son sein lors de notre séparation à Paris. »

LARREY NOMMÉ CHIRURGIEN EN CHEF DE LA GARDE CONSULAIRE.

Après avoir passé à la Quarantaine le temps voulu par les règlements, Larrey se rendit à Marseille, où toute l'armée d'Égypte était réunie. C'est là qu'en présence de ses frères d'armes, il reçut les éloges justement mérités par ses nombreux services, et qu'il apprit sa nomination de chirurgien en chef de la garde consulaire, datée

du 11 brumaire an IX (2 novembre 1800).
Avant son départ pour Paris, où l'appelaient ses
nouvelles fonctions, il reçut encore de cette glorieuse armée d'Égypte les témoignages les plus
touchants d'affection et de reconnaissance.

A son arrivée dans la capitale, Larrey fut présenté au premier consul, qui l'accueillit avec la
plus grande bienveillance. A peine entré en fonctions comme chirurgien en chef de la garde consulaire, il s'occupa de réunir dans un ouvrage
d'ensemble toutes les observations qu'il avait
faites en Égypte, et il ouvrit un cours public de
chirurgie expérimentale où un grand nombre
d'élèves vinrent entendre les leçons d'une saine
pratique.

Une loi nouvelle, en date du 10 mars 1803, imposait à tous ceux qui voulaient exercer la chirurgie l'obligation de soutenir une thèse à l'École de
médecine de Paris. Larrey soutint cette thèse sous
la présidence de son illustre maître Sabatier, aux
grands applaudissements des juges et du public.
Il fut le premier à qui le titre de *docteur en chirurgie* fut conféré selon les nouvelles formes.

Le premier consul accepta la dédicace de la
relation chirurgicale que venait de publier le cé-

lèbre docteur. Bientôt après, Bonaparte fut élu
Empereur des Français, sous le nom de Napoléon Ier. L'ordre de la Légion d'honneur ayant été
institué, Larrey avait reçu cette glorieuse récompense. Le nouvel empereur s'empressa de donner le titre d'officier au chirurgien de sa garde.
Le 15 juillet 1804, Larrey fut décoré, dans l'é-
glise de l'Hôtel des Invalides, de la main de
Napoléon, qui lui dit : « C'est une récompense
bien méritée. » Peu de jours après, il fut nommé
inspecteur général du service de santé des
armées.

V

PREMIÈRE CAMPAGNE D'AUTRICHE.

La guerre allait recommencer plus imposante
et plus terrible que jamais. Pour punir les Anglais,
qui avaient violé le traité d'Amiens, Napoléon
prépara tous les éléments d'une descente en Angleterre. Des troupes considérables et un matériel
immense avaient été réunis sur tout le littoral qui
regarde cette île. Le chirurgien Larrey fut appelé
au quartier général, à Boulogne. Il organisa le
service médical de toute l'armée, et particulièrement celui de la garde impériale. Les Anglais
étaient frappés de terreur, tandis que nos soldats,
sûrs de la victoire, se montraient impatients d'o-
pérer la descente. On attendait de jour en jour

l'arrivée des deux flottes française et espagnole qui devaient protéger les troupes d'embarquement pendant la courte traversée qu'elles avaient à faire. Mais ces deux flottes furent anéanties par l'amiral Nelson à Trafalgar, et l'Autriche se déclarant en faveur de l'Angleterre sauva ce pays du plus grand péril qu'il ait jamais eu à redouter.

Napoléon fit immédiatement un nouveau plan de campagne. L'armée traversa la France avec rapidité, franchit le Rhin et entra en Allemagne le 10 septembre. Larrey se rendit à Paris et bientôt à Strasbourg, afin d'organiser une division d'ambulances volantes au service de la garde impériale, à l'instar de celles qu'il avait créées pour l'armée d'Italie en 1797 [1].

La marche de nos troupes fut rapide. Les principautés de Baden, de Wurtemberg et une partie de la Bavière furent bientôt envahies. Ces troupes composaient la *grande armée*. Elles allaient allégrement en avant dans les riches plaines de ces belles contrées. Plusieurs combats eurent lieu

---

[1] Le service de santé des ambulances fut organisé si rapidement, que l'Empereur témoigna son approbation au chirurgien en chef, en lui disant : « Larrey, vous avez failli être prêt avant moi ».

sur les bords du Danube, qui fut franchi à Dona-
werth. Le quartier-général atteignit Augsbourg et
Burghausen, malgré une pluie glaciale et un ver-
glas qui rendaient la marche fort difficile. A
Leypenn et à Elchingen, on eut à disputer de nouveau le passage du fleuve. Le combat d'Elchingen
fut très-vif et fournit un certain nombre de blessés
des deux nations, que Larrey fit réunir dans une
abbaye et qu'il pansa immédiatement.

PRISE DE LA VILLE D'ULM.

Bientôt le général Mack, à la tête d'un
corps d'armée de trente mille hommes, vint se
placer sur les hauteurs de la ville d'Ulm. Pendant qu'il délibérait avec ses généraux sur le
parti à prendre, nos colonnes, en le dépassant,
l'obligèrent à se renfermer dans les murs de la
ville. Cerné de toutes parts, il capitula, et son
corps d'armée fut déclaré prisonnier de guerre ;
les officiers purent seuls se retirer sur parole. Ce
n'est pas sans une joie mêlée d'un noble orgueil
que toute la grande armée, rangée en bataille
sur le revers de la colline qui contourne la ville
d'Ulm à la manière d'un amphithéâtre, ayant
son Empereur au centre, sur un monticule

détaché, vit défiler devant elle le beau corps d'armée fait prisonnier. Larrey installa les blessés dans les hôpitaux des villes d'Ulm et d'Augsbourg. Les troupes françaises se rendirent bientôt à Munich, où Larrey vit pour la seconde fois l'illustre anatomiste Sœmmering, qui lui montra le précieux musée d'anatomie de cette ville.

PRISE DE VIENNE.

L'Empereur, après s'être arrêté deux jours à Munich, érigea la Bavière en royaume et continua sa marche sur Vienne, dont il s'empara sans coup férir. Le prince Murat, à la tête de l'avant-garde, fit son entrée dans cette ville, et Napoléon s'établit à Schœnbrunn avec son quartier général.

La marche de l'armée française avait été très-rapide, malgré la neige et la pluie qui tombaient constamment. Les soldats n'avaient pas toujours le temps de faire sécher leurs vêtements, et les vivres n'étaient régulièrement distribués que dans les grandes villes, car les équipages s'étaient trouvé dans l'impossibilité de suivre les troupes. Nonobstant ces difficultés et ces fatigues, la santé des soldats était excellente, et Larrey remarqua même qu'en entrant à Vienne ces hommes qui venaient de fournir une si longue course étaient devenus plus robustes. C'étaient des guerriers dans la force de l'âge, animés d'une énergie extraordinaire et pleins de confiance dans le génie du grand capitaine qui les commandait. Ils venaient d'être victorieux ; ils allaient encore vaincre et ils marchaient avec joie. Arrivé au lieu du bivouac, le soldat, mouillé et fatigué, était obligé d'aller chercher son bois, de se procurer de la viande et des légumes pour faire la soupe. Cet exercice continuel jusqu'au moment du repas, près d'un bon feu, entretenait l'activité vitale de ses organes et le préservait des maladies inflammatoires et des rhumatismes qu'il aurait contractés s'il eût pris immédiatement du repos en arrivant au bivouac.

Et puis l'Allemagne était riche en denrées de toutes sortes que l'esprit ingénieux des Français se procurait facilement. Cette armée, une des plus belles et des plus glorieuses qui fut jamais, était digne de son noble chef et entreprenait avec lui une de ces campagnes qui feront l'admiration de tous les temps.

L'armée autrichienne, en se retirant devant nos troupes, avait pris la route de la Moravie pour opérer sa jonction avec l'armée russe, que Napoléon allait aussi avoir à combattre. L'empereur sortit de Vienne le 26 novembre 1805. Un premier combat eut lieu entre les Français et les Russes à Hollabrün : ceux-ci furent vaincus et firent des propositions de paix que Napoléon ne voulut point accepter.

L'Empereur fixa son quartier général à Proslitz, dans les magnifiques plaines de la Moravie. Les Français s'emparèrent de Brün ; c'est une des belles villes d'Allemagne, renfermant des couvents et des hospices civils que Larrey organisa immédiatement pour recevoir un nombre considérable de blessés. L'ennemi était proche, une bataille était imminente, et il devenait indispensable de préparer des secours proportionnels au grand drame qui allait s'accomplir.

BATAILLE D'AUSTERLITZ.

L'Empereur fit appeler Larrey, et, en l'absence de Percy, resté à Vienne pour l'organisation des hôpitaux, il lui confia la direction générale du service de santé de l'armée.

Chargé au dernier moment d'une aussi grande responsabilité, Larrey parcourut tous les postes des ambulances pour leur donner ses instructions, car il venait d'apprendre de la bouche même de l'Empereur que la bataille aurait lieu le lendemain 2 décembre. Toutes les dispositions sanitaires furent prises avec promptitude.

L'armée française, obéissant avec une entente admirable à la volonté de son chef, venait de s'établir circulairement sur une suite de collines, en face de l'ennemi.

L'Empereur dans une proclamation magnifique, annonçait aux soldats que le lendemain était le jour fixé pour la victoire. Avant de se livrer au sommeil, comme il parcourait une fois encore les lignes de son armée afin de voir si tout était bien, — l'enthousiasme éclata avec des transports impossibles à dire. Chaque soldat, prenant la paille de son bivouac, en forma une torche dont l'illumination spontanée apparut tout le long des collines en signe d'allégresse, pour fêter l'anniversaire du couronnement et acclamer par avance la victoire du lendemain.

Le ciel était d'une pureté splendide, et à l'aurore qui allait se lever quelques heures après devait succéder une des plus belles journées de l'hiver.

Les Autrichiens et les Russes se mirent en bataille au point du jour, dans l'intention bien arrêtée de combattre. Napoléon était prêt et l'action s'engagea d'une manière très-vive. Cette bataille, la plus mémorable de l'Empire, ne fut pas un instant douteuse. La plus brillante victoire vint couronner le courage des Français et le génie de leur chef dans cette journée, qu'on surnomme *journée des trois Empereurs* ou bataille d'*Austerlitz*, parce que les empereurs Napoléon, Alexandre Ier et François II s'y trouvèrent en personne. Les Français s'emparèrent de quarante drapeaux ou étendards, de cent vingt pièces de canon, et firent trente mille prisonniers ; les ennemis perdirent en outre vingt généraux et dix à douze mille soldats qui restèrent sur le champ de bataille ou tombèrent dans les lacs. Il y eut un grand nombre de blessés qu'on plaça dans les hôpitaux de Brün ; les blessés français reçurent presque tous des soins sur le terrain même de l'action.

L'inspecteur général Percy étant arrivé pendant le combat, Larrey reprit son poste dans la garde impériale. Toutes ses opérations furent pratiquées sous le feu même de l'ennemi, les voitures de l'ambulance légère enlevant les blessés au fur et à mesure qu'ils avaient reçu les secours des chirurgiens.

Larrey rentra vers quatre heures après minuit dans l'ambulance centrale pour terminer les derniers pansements, pendant que Napoléon poursuivait les ennemis jusqu'à Saruschitz, où les envoyés des souverains allèrent lui demander la paix.

Peu de temps après des négociations commencèrent à Brün et eurent pour résultat la paix de Presbourg.

PAIX DE PRESBOURG.

La guerre terminée, il restait un ennemi terrible à combattre : le typhus. Malgré toutes les précautions qui avaient été prises, il se déclara dans la ville de Brün, parmi les blessés français et russes : c'est la conséquence fatale de la réunion d'un grand nombre d'hommes dans un même lieu. Un mois après, les hôpitaux de cette ville, consacrés spécialement aux blessés de la troupe de ligne, avaient perdu plus du quart des malades.

Les hôpitaux des fiévreux furent à leur tour envahis. Les prisonniers russes, réunis dans les églises, moururent victimes de l'épidémie, ainsi qu'un certain nombre d'habitants de la ville. Enfin, suivant les malades dans leurs déplacements successifs, le typhus, comme une traînée funèbre, s'étendit jusqu'en France.

L'hôpital de la Charité, que Larrey avait consacré aux blessés de la garde, ne perdit qu'un très-petit nombre de sujets. Il était éloigné des autres hôpitaux et des quartiers populeux ; il était en outre bien percé et parfaitement aéré. Ces qualités sont indispensables pour un établissement destiné à recevoir un personnel considérable.

RETOUR DE LARREY A PARIS.

Aussitôt après la proclamation de la paix, le chirurgien Larrey inspecta les hôpitaux de la ligne d'évacuation, et se dirigea ensuite vers Paris, où il repritle cours de ses travaux accoutumés. Il fit paraître des notices remarquables sur l'*anévrisme*, sur les *causes spontanées de l'hémorrhagie active artérielle*, sur les *effets du vice rhumatismal sur le système fibreux et osseux*, sur les *cartilages mobiles et contre nature des articulations*.

Toutes ces notices furent accompagnées d'un grand nombre d'observations intéressantes.

8.

VI

CAMPAGNES DE SAXE ET DE PRUSSE.

Nos troupes n'étaient pas encore toutes rentrées
en France que la Prusse et la Saxe, après avoir
fait des armements clandestins, commencèrent à
agir contre nous. L'Empereur quitta Paris dans
les derniers jours du mois de septembre 1806,
et comme ses soldats étaient en partie sur le territoire allemand, il fut bientôt prêt à combattre. Les
deux armées se rencontrèrent le 14 octobre à Iéna.
Larrey, demeuré à Gera avec la garde impériale,
n'assista pas en personne à la brillante victoire des
Français; mais il réunit dans le château de la ville
une grande quantité de blessés des ailes corres-
pondantes des deux armées. Il fit quelques grandes

amputations, exigées par des blessures graves, et qui réussirent complétement, parce qu'elles avaient été pratiquées dans les premières vingt-quatre heures. La garde impériale reçut l'ordre de se rendre à Naumbourg, où se trouvait l'Empereur. Elle arriva promptement à Mersebourg et entra ensuite dans Halle ; les Prussiens qu'on y rencontra furent culbutés et l'armée dirigea sa marche sur Wittemberg, si célèbre dans l'histoire de la réforme de Luther. C'est dans l'église de l'Université que se trouve le tombeau de ce fougueux adversaire de la papauté.

ENTRÉE DES FRANÇAIS A BERLIN.

L'armée française avançait avec une rapidité désespérante pour les Prussiens ; elle fut bientôt à Postdam, à Charlottembourg et à Berlin, où l'Empereur entra le 27 octobre, par une des plus belles journées du mois d'octobre. La Prusse était conquise, car ses places principales, Stettin, Francfort, Magdebourg, tombaient successivement en notre pouvoir. Le roi de Prusse demanda une suspension d'armes qui lui fut accordée.

La garde impériale n'ayant point combattu à la bataille d'Iéna, le chirurgien Larrey avait quel ques loisirs qu'il employait au profit de la science, en allant voir les hommes illustres de la nation prussienne, en visitant les musées et les académies. Il reçut l'accueil le plus charmant d'Alexandre de Humboldt, qui vient récemment [1] de mourir plein de jours, en emportant les regrets du monde savant.

Les Saxons avaient fait la paix avec l'empereur Napoléon, mais le roi de Prusse, en s'alliant avec la Russie, prolongeait les hostilités. L'empereur Alexandre avait dirigé un grand nombre de troupes vers la Pologne. Le 25 novembre, Napoléon partit de Berlin, passa l'Oder à Custrin et entra le lendemain dans la Pologne prussienne. Le 30, Larrey arrivait à Posen avec la garde impériale et disposait des couvents pour improviser des hôpitaux; puis il visitait les hospices de la ville afin d'observer les malades de cette partie de l'Europe. C'est dans un de ces hospices que le grand chirurgien vit pour la première fois cette affection singulière des cheveux à laquelle on a donné le nom de *plique polonaise.*

[1] Le 6 mai 1859.

Le 15 décembre l'Empereur quittait Posen, et
le 22 au soir il arrivait à Varsovie avec sa garde.
Il laissa immédiatement cette ville pour se porter
en avant, mais les routes devinrent presque impraticables. C'est principalement dans cette circonstance qu'on eut l'occasion d'apprécier l'avantage
des petites voitures d'ambulances, qui, montées
sur deux roues, légères et bien suspendues, pas-
saient partout et recueillaient les blessés fournis
par les engagements partiels d'avant-postes.

Les mouvements stratégiques ordonnés par
l'Empereur ramenèrent la garde dans la capitale
de la Pologne, où Larrey revint avec l'ambulance
le 3 janvier 1807. Il avait pris les dispositions
nécessaires pour y établir une école de chirurgie,
lorsque, le 1er février, il fut obligé de quitter cette
ville et de repasser la Vistule.

BATAILLE D'EYLAU.

Les Français marchèrent sur Eylau, où l'armée
ennemie s'était fortifiée au moyen de redoutes et
de canons de siége. La victoire fut douteuse pendant plusieurs heures; une charge de cavalerie,

exécutée par Murat, décida la journée en notre
faveur. La bataille d'Eylau (8 février 1807) fut une
des plus terribles qui aient jamais été livrées depuis
l'invention de la poudre à canon. Quoique l'infanterie de la garde n'eût pas donné, un grand nombre de ses hommes furent néanmoins blessés par
l'artillerie des Russes. Larrey installa son ambulance dans des granges situées à l'entrée de la
ville. Ces granges étaient ouvertes de toutes parts
et ne contenaient plus que des débris de paille
parsemés de neige, sur lesquels on étendit les
blessés.

INTRÉPIDITÉ DE LARREY.

Larrey, selon sa louable habitude, commençait
à panser ceux qui étaient le plus dangereusement
atteints. Le froid était tellement rigoureux que les
instruments nécessaires aux opérations tombaient
des mains des élèves. «Je conservai heureusement
« une force surnaturelle, dit cet habile chirurgien,
« excitée sans doute par le grand intérêt que de-
« vaient m'inspirer ces honorables victimes. Pen-
« dant que j'opérais un blessé, j'entendais de tous
« côtés réclamer de moi le même service par les
« interpellations les plus pressantes. Il est vrai

« qu'aux plaintes douloureuses de ces intrépides
« soldats succédait, après l'opération, un calme
« qui tenait du prodige, et une sorte de satisfac-
« tion intérieure qu'ils exprimaient par les témoi-
« gnages de la plus vive reconnaissance. Ils ne
« paraissaient plus occupés de leurs maux per-
« sonnels ; ils faisaient des vœux pour la conser-
« vation de notre Empereur et le succès de nos
« armes ; enfin ils s'encourageaient mutuellement
« à supporter les diverses opérations que néces-
« sitaient leurs blessures.

« C'est au milieu des obstacles infinis que nous
« opposaient la localité et la rigueur de la tempé-
« rature, que je pus cependant faire plusieurs
« opérations délicates et difficiles, telles que l'am-
« putation du bras à l'épaule et des membres in-
« férieurs.

« Au moment où une véritable consolation se
« répandait dans l'âme de tous nos blessés, un
« mouvement inopiné fait par l'aile droite de
« l'ennemi pour déborder notre gauche, précisé-
« ment sur le point de l'ambulance, faillit jeter
« le trouble chez tous ces infortunés : déjà quel-
« ques-uns, qui pouvaient marcher, avaient pris
« la fuite ; d'autres faisaient de vains efforts pour

« les suivre et pour échapper à cette attaque
« imprévue de l'ennemi ; mais nous étions leurs
« appuis, nous devions mourir auprès d'eux plutôt
« que de chercher un salut ignominieux. Je me
« hâtai de terminer la section commencée d'une
« jambe, et j'exprimai avec force, en présence de
« tous les blessés qui restaient, la résolution que
« j'avais prise de ne pas abandonner mon poste ;
« je les assurai que, quel que fût le résultat de
« cette alerte qui me semblait fausse, ils n'avaient
« rien à craindre pour leur vie. Tous mes élèves
« se rallièrent autour de moi et jurèrent de ne
« point me quitter.

« Une charge impétueuse, et faite à propos
« par la cavalerie de la garde sur cette colonne
« ennemie, au milieu même des plus épais tour-
« billons de neige, prévint l'événement tant re-
« douté par nos blessés. Le calme se rétablit et
« il nous fut possible de continuer nos opérations.
« Toutes les blessures graves des gardes impé-
« riales et d'une grande partie des soldats de
« l'armée furent pansées et opérées dans les pre-
« mières douze heures ; c'est alors seulement que
« nous pûmes prendre quelque repos. Nous pas-
« sâmes le reste de la nuit sur la neige glacée,

« autour du feu du bivouac de l'ambulance. Ja-
« mais journée n'avait été aussi pénible; jamais
« mon âme n'avait été si vivement émue : il m'a-
« vait été impossible de retenir mes larmes, dans
« les moments mêmes où je cherchais à soutenir
« le courage de mes soldats. »

Nous avons transcrit ce pessage tout entier,
parce qu'il donne une idée complétement exacte
du caractère énergique de Larrey , ainsi que
des qualités sympathiques de son cœur. C'est
à cause de l'intrépidité manifestée par le chirurgien en chef de la garde impériale dans cette pé-
rilleuse circonstance que l'Empereur Napoléon lui
donna la décoration de commandeur de l'ordre de
la Légion d'honneur, décoration que nous vîmes
encore briller sur sa poitrine dans les dernières
années de sa vie, avec le nom de la petite ville
d'Eylau brodé sur le ruban. Napoléon avait
aperçu le jour même de la bataille Larrey, les
pieds dans la neige, opérant les blessés par un
froid rigoureux. Le lendemain, passant près de
l'ambulance, il avait retrouvé le chirurgien de
sa garde qui pendant vingt-quatre heures n'a-
vait cessé de prodiguer ses soins aux malheureux
soldats.

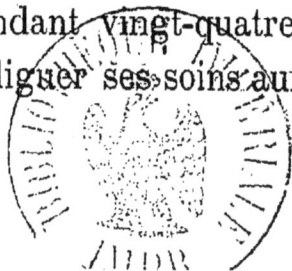

9

Les jours suivants, au moyen des légères voitures de l'ambulance, Larrey évacua tous ses blessés vers Inowraclaw, dans un vaste château situé à cinquante-cinq lieues du champ de bataille. On serait porté à croire qu'il est plus utile de laisser en repos les blessés qui ont subi des opérations ; il n'en est rien, et l'expérience l'a toujours prouvé au chirurgien Larrey. Les blessés qu'on réunit en grand nombre dans le même lieu aussitôt après une bataille tombent dans un découragement profond qui est provoqué par leur malheureux état, et surtout par les observations craintives et anxieuses de leurs camarades. La suppuration abondante et les exhalaisons fétides engendrées par tant d'hommes blessés déterminent la pourriture d'hôpital, la gangrène et le typhus. Chaque malade devient un foyer d'infection pour son voisin, et tous ensemble développent une sorte d'atmosphère pestilentielle qui peut faire périr un plus grand nombre de sujets que la bataille elle-même.

Le blessé que l'on transporte plus ou moins loin du champ de bataille n'est pas exposé à toutes ces causes de mort que nous venons d'in-

diquer. La secousse du voyage entretient le jeu de
ses organes, il éprouve une légère excitation qui
favorise l'expansion des vaisseaux sanguins et la
formation de la cicatrice. L'odeur de la suppuration et les exhalaisons produites s'échappent au
dehors et sont sans cesse dissipées par le renou-
vellement d'un air pur et bienfaisant ; le moral lui-
même s'affermit par ce changement de lieu et cet
aspect nouveau de la situation.

Larrey, depuis longtemps, avait apprécié tous
les avantages qu'on peut retirer de la prompte
évacuation des blessés, quel que soit le pays, la
température et la saison. Cette mesure lui avait
réussi à l'armée du Rhin ; il avait eu surtout à
s'en louer en Syrie, après le siége de Saint-Jean-
d'Acre. Là pourtant il avait été indispensable de
faire traverser aux blessés, soit à pied, soit sur de
mauvaises montures, 80 lieues de plaines arides
sous un ciel brûlant. Ces malheureux, presque tous
gravement blessés ou privés d'un membre, n'ayant
qu'une petite outre remplie d'eau douce et deux
galettes de biscuit, arrivèrent en Égypte malgré
le *khamsin*, guéris ou en voie de guérison, et il
n'en mourut pas la quinzième partie.

Ces souvenirs déterminèrent l'Empereur et le

chirurgien de la garde à faire évacuer les blessés loin du champ de bataille d'Eylau.

Les premiers jours qui suivirent cette grande bataille furent très-préjudiciables à l'armée et surtout à la garde impériale. Au froid rigoureux qui s'était fait sentir jusque-là d'une façon pénible avait succédé tout à coup un dégel très-décidé. Telle fut la cause de nombreuses dyssenteries et de maladies rhumatismales.

Pendant que le gros de l'armée française poursuivait les Russes à travers les immenses forêts qui s'étendent jusqu'à la Plegel, le quartier impérial et la garde s'étaient arrêtés à Eylau, où ils restèrent jusqu'au 17 février. A cette époque la garde alla prendre ses quartiers d'hiver à Osterode et dans les environs. Les différents corps d'armée s'établirent plus tard derrière la Passargue, sur la ligne de Liebstat, de Morninghen et d'Elbinghen, où ils se remirent un peu des fatigues excessives qu'ils avaient eu à endurer pendant cette campagne.

Larrey soigna un grand nombre d'hommes qui avaient eu le nez, les oreilles et les pieds gelés après la bataille d'Eylau. Ce chirurgien fait remarquer avec beaucoup de raison que le froid est seulement la cause *prédisposante* de la gangrène qui se déclare en pareil cas. La chaleur qui succède au froid est réellement la cause *déterminante* de cette maladie. En effet, malgré un froid de quinze degrés Réaumur qui sévissait sur les troupes pendant les trois jours qui précédèrent la bataille ; malgré une station prolongée dans la neige, la garde impériale ne présenta pas un seul homme atteint de congélation ; mais dans la nuit du 9 au 10 février le thermomètre s'éleva jusqu'à 5 degrés Réaumur au-dessus de zéro. Il y eut alors un grand nombre de soldats de la garde et de la ligne, qui se plaignirent d'engourdissements, de fourmillements, de douleurs dans les pieds. Tous ceux qui, pendant la durée du froid, chauffèrent au feu du bivouac ces parties malades virent la gangrène se déclarer au moment du dégel ; ceux, au contraire, qui frottèrent avec de la neige les régions rouges et tuméfiées, et firent ensuite des lotions avec de l'eau-de-vie camphrée furent préservés de la gangrène.

Dans le courant du mois de mars la garde reçut l'ordre de prendre ses cantonnements dans les environs de Finkeinsten, où Napoléon avait établi son quartier général. Larrey se fixa dans la

9.

petite ville de Reysembourg avec l'ambulance.

Les premières journées du printemps déterminèrent chez les soldats un assez grand nombre de
pustules malignes. Larrey inspecta les parcs des
boucheries et observa que certains bestiaux étaient
malades ; les précautions qu'il indiqua firent
promptement cesser l'épizootie, et l'affection char-
bonneuse dont nos troupes étaient atteintes.

En exécution des ordres de l'Empereur, les soldats avaient élevé un grand nombre de baraques
sur un plateau près de Finkeinsten. Ils passèrent
deux mois dans ces cantonnements, qu'ils n'espé-
raient quitter que pour rentrer en France. En
effet, des pourparlers qui semblaient devoir aboutir
à une paix générale avaient eu lieu. Mais les Russes
attaquèrent subitement les avant-postes de l'armée
française. Aussitôt l'Empereur reprit les hostilités
et s'avança avec sa garde vers Custadt et Heilsberg.

COMBAT D'HEILSBERG.

A Heilsberg, un combat des avant-postes eut
lieu le 10 et fournit deux cents blessés, parmi lesquels se trouvait un des aides de camp du grand-
duc de Berg (M. de Ségur), dont l'avant-bras fut

emporté par un boulet, alors que ce projectile était dans toute sa vitesse. Cette circonstance sauva la vie au blessé. En effet, en enlevant l'avant-bras jusqu'à l'articulation du coude, le boulet avait touché le côté correspondant de la poitrine et seulement écorché la peau, tandis que les côtes étaient restées intactes. Si au contraire le projectile avait été à la fin de sa course, il n'aurait pas entamé la peau, mais il aurait fracturé les côtes, dilacéré les poumons et déterminé la mort. Malgré la gravité de sa blessure cet officier distingué était guéri le trente-cinquième jour. Le chirurgien de la garde fut assez heureux pour donner immédiatement ses soins à un officier supérieur son ami, auquel il avait déjà sauvé la vie plusieurs fois en Égypte; c'était le colonel Jeannin, du 12ᵉ d'infanterie légère. Ce militaire, qui avait la mâchoire inférieure fracassée par un biscaïen, était tellement défiguré que Larrey ne put le reconnaître. Néanmoins, les lambeaux mortifiés de la peau furent excisés si méthodiquement, les fragments d'os si bien extraits, les points de suture pour rendre aux chairs leurs premiers rapports si parfaitement adaptés que le brave colonel guérit sans trop de difformité.

BATAILLE DE FRIEDLAND.

Après le combat d'Heilsberg l'armée russe se retira vers la petite ville de Friedland, où l'Empereur Napoléon la défit totalement dans une grande bataille (14 juin 1807) et l'obligea à repasser le Niémen. Les Russes demandèrent une suspension d'armes qui leur fut accordée. Les deux armées se rapprochèrent des rives du fleuve, au milieu duquel était fixé un ponton surmonté d'une chambre vitrée dans laquelle eut lieu la rencontre des deux Empereurs et du roi de Prusse. Des préliminaires de paix étant arrêtés, l'Empereur Alexandre Ier, le roi Frédéric-Guillaume et la reine de Prusse vinrent habiter les palais de Tilsitt. Larrey profita de la facilité des communications pour visiter l'armée russe. Les Cosaques, et surtout les Kalmouks, excitèrent vivement sa curiosité : ceux-ci ne portaient ni sabres, ni fusils, mais bien des arcs et des flèches, qu'ils maniaient avec une adresse merveilleuse en tuant un oiseau à une assez grande distance.

Il est à croire qu'ils étaient plus habiles à donner la mort à un animal inoffensif qu'à causer des dommages aux soldats de l'armée de Napoléon, car il n'y eut pas un seul Français atteint par ces armes de précision [1].

La garde resta huit jours à Tilsitt pour se reposer, et le quartier genéral se dirigea, ensuite avec elle, sur Kœnigsberg, où l'on arriva le 12 juillet. Larrey se dédommagea un peu des fatigues qu'il avait eues à supporter, en visitant les environs de Kœnigsberg, qui offrent des paysages charmants. Il parcourut par mer toute la rive occidentale du Frischhafen jusqu'à Pillau, où l'on pêche l'ambre jaune (succin).

Larrey obtint un vaste local pour ses malades, qui, bien logés, bien nourris, revinrent promptement à la santé. Il resta dans Kœnigsberg jusqu'à

---

[1] Un fait qui se passa pendant cette campagne montre combien était compatissante l'âme du chirurgien en chef de la garde ; il fut raconté à un de nos compatriotes par un officier distingué de l'armée russe. « Je ne pourrai jamais dire trop de bien de Larrey; car je lui dois doublement la vie. Grièvement blessé par un coup de feu à la bataille de Friedland, je fus laissé pour mort et dépouillé ; je ne vous dirai pas si c'est par vos soldats ou par nos cosaques, qui sont, comme vous le savez vous-même, d'excellents valets de chambre. Tombé en votre pouvoir, et ayant repris connaissance, je fus relevé et conduit à l'ambulance. Là, non-seulement M. Larrey me prodigua ses bons soins, mais encore, s'apitoyant sur mon état de nudité, car je n'avais plus même de chemise, il fit apporter ses effets, et n'eut pas de peine à me faire accepter le linge dont j'avais besoin, tant il mit d'empressement et de générosité à me l'offrir..... »

la fin de juillet, et quoiqu'il dût rentrer bientôt
en France, ce n'est pas sans un vif regret qu'il
s'éloigna de cette ville, où il avait reçu de sir
Jacobi, banquier, un accueil dont il lui a toujours
été très-reconnaissant.

Larrey se rendit à Berlin et à Hanovre, où il
installa les ambulances ; il s'arrêta ensuite à Wittemberg, à Leipsick et à Iéna. Les professeurs
de l'école de médecine de cette ville firent au chirurgien de Napoléon une réception très-cordiale
et obtinrent qu'il passât quelques jours au milieu
d'eux. Larrey en profita pour se faire recevoir
docteur en médecine dans leur université, en subissant ses examens et en soutenant une thèse,
selon la coutume de ce pays. Muni de ses lettres
de docteur, il revint en France en passant par la
Westphalie.

Arrivé à Paris, il reprit immédiatement ses
fonctions de chirurgien en chef de l'hôpital de la
garde. Napoléon s'était rendu à Milan pour se
faire couronner roi d'Italie. Larrey fut, à cette
occasion, nommé chevalier de la couronne de fer,
et reçut les insignes de cet ordre au commencement de l'année 1808.

Il était dans la destinée de l'illustre chirurgien

dont nous parlons de passer la plus grande partie
de son existence au milieu des armées, de consacrer la vigueur de son esprit et de son corps à la
rude tâche que lui imposait la médecine militante,
la médecine opératoire sur les champs de bataille, et de faire des cours théoriques et pratiques
sur les moyens de prolonger la vie, aux lieux
mêmes où la violence et la mort exerçaient un empire absolu.

VI

DEUXIÈME CAMPAGNE D'ESPAGNE.

A peine arrivé à Paris, Larrey reçut l'ordre de se rendre en Espagne avec une colonne de la garde impériale. La guerre entre les Français et les Espagnols étant déclarée, une armée sous les ordres du prince Joachim, grand-duc de Berg, se dirigeait sur les Pyrénées.

Larrey quitta Paris le 11 février 1808, avec son élève Frizac, l'un des jeunes chirurgiens les plus distingués par son aptitude et son zèle. Ils allèrent d'abord à Toulouse, où étaient leurs parents. Larrey, en souscrivant à l'invitation des professeurs de l'école de médecine et des étudiants, exposa le système de Gall, dont les séduisantes hypothèses occupaient beaucoup, à cette époque, le monde savant. Larrey fut nommé associé correspondant de l'Académie des sciences de Toulouse. Il se remit bientôt en route et se rendit à Bordeaux pour embrasser sa mère : l'armée française était déjà réunie à Bayonne. Larrey s'y trouva le 5 mars au soir et reçut l'ordre du prince Joachim de prendre la direction générale du service de santé de l'armée, et d'inspecter les hôpitaux de la ligne depuis Bayonne jusqu'à Burgos.

Larrey entra en Espagne, rejoignit la garde à Tolosa et passa l'Èbre avec elle, à Miranda. L'aspect des villes de cette partie de l'Espagne rappela au chirurgien de la garde le séjour qu'il avait fait en Égypte : l'étroitesse et l'irrégularité des rues, les balcons proéminents, les fenêtres garnies de grillages, la distribution intérieure des habitations, l'absence des cheminées, offraient beaucoup d'analogie avec ce qu'il avait vu au Caire et à Alexandrie.

De Miranda la garde se rendit à Burgos, ville charmante assise au pied d'une colline. Elle possède une cathédrale d'une rare beauté et le tombeau du Cid ; le château, qui tombait en ruines à cette époque, a été réparé par les Français : il éveille de pieux souvenirs dans le cœur des deux peuples. C'est dans ses murs que naquit la reine Blanche, mère de saint Louis.

Larrey alla bientôt à Madrid rejoindre le prince Joachim.

INSURRECTION A MADRID.

Chargé de diriger le service de santé de l'armée, Larrey fit disposer une partie du grand Hôtel-Dieu de Madrid, afin d'y placer les malades de la garde et de la troupe de ligne. Il créa en outre une école de chirurgie et de médecine militaires et commença lui-même des leçons de clinique chirurgicale. Le nombre des troupes françaises augmentant, il fallut multiplier les hôpitaux. Larrey fut chargé de surveiller, aux environs de Madrid, l'aménagement de ceux qu'on y avait établis. Il se rendit en conséquence à Alkala, fit ensuite l'inspection des malades à Aranjuez et revint à Madrid le 2 mai, le jour même où les habitants, mécontents du départ de la famille royale pour Bayonne, commençaient à se révolter. Ce fut en courant les plus grands dangers qu'il put se rendre à l'hôpital ; il était accompagné de son neveu (Auguste Larrey) et des chirurgiens Frizac et Fabar.

Larrey donna l'ordre de fermer immédiatement

les portes de l'hôpital, fit armer les chirurgiens et tous les convalescents en état de porter les armes. Les insurgés qui se présentèrent pour massacrer les blessés furent reçus à coups de fusil ; la révolte, d'ailleurs promptement réprimée, cessa bientôt tout à fait.

COLIQUE DITE DE MADRID.

Larrey donna l'ordre d'apprêter un grand nombre de lits pour les blessés des deux nations qu'on allait apporter. Avant la nuit on en comptait trois cents, dont soixante-dix hommes de la garde impériale. Malheureusement la gangrène et la colique dite de Madrid causèrent la mort d'un certain nombre d'entre eux. Cette dernière maladie est caractérisée par une constipation opiniâtre, des douleurs atroces commençant au ventre pour aboutir à la gorge, des vomissements de bile, quelquefois sanguinolents, lorsque la mort doit avoir lieu ; dans le cas contraire, la colique cesse et la douleur se porte aux extrémités, qui se gonflent. Larrey s'est livré à une étude approfondie des causes de cette maladie singulière qu'on n'observe pas en France. Il a prouvé, dans un mémoire très-bien fait, que la colique de Madrid n'est point oc-

casionnée par une substance métallique, telle que
le plomb ou le cuivre, dissoute ou suspendue dans
les liquides. Il la considère comme une maladie
endémique à cette localité et aux environs, sur tout
le plateau de cette capitale, dans un rayon de sept
à huit lieues.

Larrey donnait à ses malades des vomitifs et des
purgatifs combinés avec le camphre, l'opium, le
musc et le quinquina. Le grand-duc de Berg, et
beaucoup d'officiers traités par ces remèdes, ont
tous guéri.

A l'époque où l'armée française occupait Madrid, les cabaretiers de la ville vendaient habituellement des vins sophistiqués au moyen de
plantes narcotiques : celles-ci étaient destinées
à conserver à chaque espèce de vin le goût qu'il
offre quand il est dans toute sa pureté. Un certain
nombre de soldats moururent empoisonnés par ces
liquides, et il devint nécessaire que le gouverneur
général défendît aux militaires de boire les vins
des cabarets.

La présence de substances narcotiques dans les
liqueurs du pays ne fut pas étrangère à la mort
du jeune chirurgien Frizac, qui succomba ainsi
que son collègue Talabère, aux atteintes d'une

fièvre intermittente pernicieuse. « Ces deux évé-
« nements, dit Larrey, me jetèrent dans une telle
« tristesse que, sans les courses fréquentes aux-
« quelles m'assujettissaient mes fonctions et sans
« d'autres événements d'un genre différent qui
« se succédèrent rapidement, j'eusse peut-être
« succombé à la douleur où j'étais plongé, et que
« venait encore augmenter la privation où j'étais
« des nouvelles de ma famille. »

Ces réflexions touchantes font naître dans l'âme
du lecteur un sentiment de profonde sympathie
pour cet homme qui avait assisté à tant de
batailles, et y avait montré un calme et un sang-
froid si admirables. En effet, on était disposé à
croire que son cœur ne pouvaitplus éprouver d'é-
motions, et voici que la mort d'un de ses élèves
lui arrache des accents si douloureux !

Le grand-duc de Berg faillit lui-même périr
d'une fièvre pernicieuse ; il alla achever sa convalescence en France et fut remplacé vers la fin
de juillet par le roi Joseph, frère aîné de l'Empereur. Vers cette époque on apprit à Madrid la capitulation du général Dupont à Baylen, l'insurrection de plusieurs provinces et la marche d'un grand
nombre d'insurgés sur la capitale.

Larrey fit évacuer tous les blessés de la garde sur Burgos et ensuite sur Vittoria, au moyen des voitures de l'ambulance. Arrivé à Burgos avec la garde, il reçut l'ordre de se joindre au corps d'armée commandé par le maréchal Bessières, qui se dirigea bientôt vers Brievesca, tandis que le roi Joseph avait établi son quartier général à Miranda.

Larrey profita du séjour qu'il fit auprès du maréchal Bessières pour colliger une suite d'observations sur la constitution physique des habitants des deux Castilles (vrais Espagnols) ; mais bientôt un ordre du roi Joseph lui enjoignit de se rendre au quartier royal, à Haro. Il accompagna ce prince à Bilbao et alla ensuite avec lui à Vittoria. Nommé chirurgien en chef de toute l'armée, Larrey s'occupa immédiatement d'organiser les ambulances actives. Il fit acheter des mulets avec leurs bâts pour porter le matériel nécessaire, et un certain nombre de petits chars de la Biscaye, comme étant plus légers que tous les autres véhicules. Ces chars pouvant passer à travers tous les défilés des montagnes, étaient destinés au transport des blessés.

L'ennemi s'étant renfermé dans les murs de Saragosse, on fit les préparatifs nécessaires au siége de cette ville. L'Empereur vint à Vittoria dans les premiers jours du mois d'octobre ; il avait été précédé par plusieurs divisions militaires et par des troupes de sa garde.

Larrey remit à l'inspecteur général Percy le service de santé de l'armée et reprit ses fonctions spéciales dans la garde.

Le maréchal duc de Montebello, qui avait accompagné l'Empereur à franc-étrier, était tombé de cheval en gravissant le mont Dragon, couvert de neige glacée. Il fut transporté à Vittoria dans un état désespéré : le ventre était très-tendu, la poitrine oppressée, le pouls petit, les extrémités froides, le visage livide. Larrey le guérit en lui appliquant sur le ventre la peau fumante d'un mouton vivant qu'on écorcha. Les embrocations d'huile de camomille camphrée, les ventouses scarifiées et les bains achevèrent la guérison. Cinq jours après le maréchal suivait de nouveau l'Empereur à franc-étrier, pendant que l'armée tout entière se portait sur Burgos à la

rencontre des Espagnols. Un engagement d'avant-
gardes, sous les murs de Burgos, donna soixante-
dix blessés français et espagnols que Larrey fit
placer séparément dans les hôpitaux de la ville.

SUMMA SIERRA.

Quelques jours après il accompagna l'avant-
garde, commandée par le général Savary. Cet
officier général se dirigeait sur Madrid, en suivant
la route de Buytrago, à travers les montagnes.
Arrivés près du village de Summa-Sierra, dans
un défilé extrêmement étroit, les Français se trouvèrent en présence de retranchements formidables, hérissés de canons et garnis de troupes
nombreuses. La situation était critique et le passage paraissait infranchissable. Profitant d'un
brouillard épais survenu fort à propos, l'Empereur
lança les chevau-légers de la garde sur les retranchements, et, malgré les boulets, les balles
et la mitraille, on franchit ce dangereux défilé.
Tous les blessés furent immédiatement pansés au
bord du chemin et transportés à Buytrago, et ensuite à Santo Martino, près Madrid.

Le reste de la route fut libre jusqu'à la capitale;
mais cette ville refusa d'ouvrir ses portes aux

Français. Un bombardement de quelques heures suffit pour la faire capituler.

On apprit bientôt qu'une armée anglaise était entrée dans la province de Zamora ; elle avait son avant-garde à Valladolid. Les Français quittèrent Madrid le 22 décembre, avec l'intention de couper la retraite à cette armée sur la route de la Corogne, pour l'empêcher de se rembarquer en cas d'échec ; mais la traversée des montagnes de la Guadarrama fut si pénible qu'ils arrivèrent une journée trop tard à Benevente. Les Anglais avaient pris la fuite ; on atteignit pourtant leur arrière-garde, mais ils parvinrent à s'échapper en laissant sur le champ de bataille une partie de leur bagage. Le maréchal Soult précipita cette fuite au moment où ils s'embarquaient à la Corogne et fit un certain nombre de prisonniers.

BATAILLE DE VALLADOLID.

La garde impériale revint à Valladolid, sous les murs de laquelle eut lieu la bataille de ce nom, remportée par le maréchal Bessières sur un grand nombre d'Espagnols.

Larrey fit les dispositions convenables pour recevoir les blessés français et anglais. Malgré les

soins qui leur furent prodigués, un grand nombre
de ceux-ci moururent de la nostalgie, compliquée
de fièvre typhoïde contagieuse.

La garde impériale reçut l'ordre de rentrer en
France. Le chirurgien en chef de cette troupe
d'élite était très-affaibli, et malade d'un catarrhe
contracté en passant à gué plusieurs rivières pendant la campagne de Benevente.

Malgré tous ses efforts ce médecin, si prodigue
de sa personne lorsqu'il s'agissait de secourir ses
semblables, ne put accompagner la garde impériale. Il avait contracté la fièvre contagieuse en
soignant les prisonniers anglais. Atteint de délire
sur la route de Burgos, il aurait sans doute péri
sans les soins dévoués de son jeune élève et parent
Auguste Larrey.

VIII

DEUXIÈME CAMPAGNE D'AUTRICHE.

On vivait et on mourait vite dans ce temps-là.
Rendu à Paris pendant les langueurs d'une convalescence pénible, Larrey fut bientôt obligé de
s'arracher aux soins affectueux de sa famille pour
aller rejoindre la garde impériale, qui était en
Bavière.

Il partit le 22 avril 1809 et apprit à Strasbourg
la victoire que les Français avaient remportée à
Ratisbonne sur les Autrichiens. Il arriva sous les
murs de Vienne quelques jours avant l'entrée de
l'armée française dans cette capitale. L'Empereur
accueillit Larrey avec bonté et lui donna l'ordre

d'organiser les ambulances nécessaires à une seconde campagne.

Après avoir rompu derrière lui les ponts du Danube, l'ennemi s'était retiré de l'autre côté du fleuve. Vienne, livrée à elle-même, capitula bientôt, après avoir subi quelques heures de bombardement.

MORT DU MARÉCHAL LANNES.

L'armée française travailla immédiatement à la construction de nouveaux ponts, et choisit les points où le Danube présente de distance en distance différentes îles qui divisent ce fleuve en autant de bras. La traversée était ainsi moins difficile. Dans l'île de Lobau, qui est d'une grande étendue, s'étaient massés, dès le 20 mai, la garde impériale et plusieurs corps d'armée. Le passage du fleuve, déjà très-pénible, fut suivi le 22 de la grande bataille d'Eslingen, qui n'eut pourtant pas de résultat immédiat, car les Français repassèrent dans l'île de Lobau pendant la nuit du 22 au 23.

Larrey avait établi sa première ambulance à l'entrée d'une petite forêt située sur la rive gauche du Danube. C'est non loin de là que le duc de Montebello, revenant du combat et se rendant au quartier impérial, fut atteint par un boulet qui, après avoir fait un ricochet, écrasa le genou gauche du maréchal et lui entama la cuisse droite. Larrey se rendit immédiatement auprès du blessé, et, malgré l'état de prostration et de stupeur où il le trouva, il n'hésita pas un instant à pratiquer l'amputation de la cuisse gauche, parce que c'était la seule chance de salut. Le maréchal la réclamait d'ailleurs avec instance, plein de confiance dans l'habile opérateur qui lui avait sauvé la vie en Égypte et en Syrie, et qu'il aimait d'une vive affection.

Larrey fit transporter le duc de Montebello dans l'île et continua auprès des autres blessés, qui étaient en grand nombre, sa noble et courageuse mission [1]. Tous les blessés indistinctement reçurent des secours immédiats. Mais ces malheureux souffraient cruellement de la chaleur du jour et de l'humidité glaciale des nuits. La rupture des ponts et le petit nombre de barques pour un si

---

[1] Pendant le transport, le maréchal Lannes fut aperçu par l'Empereur, qui vint le serrer dans ses bras en pleurant : « Lannes ! s'écria-t-il, me connais-tu ! c'est ton ami ! c'est « Bonaparte ; Lannes, tu nous seras conservé. » — « Je désire « vivre, répondit le maréchal ; mais je crois qu'avant une « heure vous aurez perdu votre meilleur ami. » Napoléon était à genoux auprès du brancard et couvrait Lannes de ses larmes. DE NORVINS. *Hist. de Napoléon*, t. III, p. 220.

grand nombre d'hommes avaient rendu le transport des denrées fort difficile. Le chirurgien en chef manquant de viande pour ses blessés, fut obligé de faire confectionner du bouillon avec de la chair de cheval [1]. Bientôt les communications, devenues plus faciles, permirent le transport des blessés dans les hôpitaux de Vienne, où ils furent traités jusqu'à parfaite guérison.

Après avoir installé ses malades, Larrey alla visiter le duc de Montebello, leva le premier appareil et trouva la plaie du moignon dans un état satisfaisant. Il commençait à espérer la guérison de cet illustre guerrier, lorsqu'une fièvre pernicieuse se déclarant pendant la nuit du sixième

[1] Larrey fit abattre les chevaux de luxe, en commençant par les siens. Les généraux dont les chevaux ont été sacrifiés vont se plaindre à l'Empereur de ce qu'ils nomment l'attentat de Larrey. Napoléon fait appeler le chirurgien en chef et, prenant un visage sévère, il lui dit en présence de son état-major : « Eh quoi! de votre propre autorité vous avez osé « ainsi disposer des chevaux des officiers, et cela pour don- « ner du bouillon à vos blessés? »—« Oui, répondit Larrey. » Quelque temps après le chirurgien de la garde était nommé baron de l'empire.

A défaut d'ustensiles appropriés, on se servit de cuirasses recueillies sur le champ de bataille pour préparer ce bouillon. Le sel, dont on manquait, fut remplacé par de la poudre à canon, et cela pendant trois jours, jusqu'à ce que les provisions fussent arrivées. Masséna, comme Larrey, comme les blessés, n'eut pas d'autre nourriture.

au septième jour après l'accident, ne laissa aucun doute sur l'issue funeste de la maladie. L'Empereur, averti, vint rendre visite à son compagnon d'armes, qui mourut deux jours après.

La température s'étant sensiblement abaissée, Larrey eut à traiter un certain nombre d'hommes atteints de tétanos, maladie qu'on observe au contraire fort rarement lorsque la température reste uniformément la même. C'est avec beaucoup de raison que Larrey regarde comme une des causes du tétanos le serrement d'un nerf par le fil d'une ligature, son exposition brusque à l'air froid après la chute d'une escarre, enfin son étranglement dans le tissu d'une cicatrice et sa déchirure par les corps étrangers qui ont déterminé la blessure. Aussi, par le débridement et la cautérisation profonde au fer rouge, a-t-il rendu la vie à plusieurs malades voués à une mort certaine.

L'ARMÉE FRANÇAISE DANS L'ILE DE LOBAU.

L'armée française se disposait à tenter de nouveau le passage du Danube. Le 4 juillet, toutes les troupes étaient réunies dans l'île de Lobau. Le comte Baste, capitaine de vaisseau, commandait une flottille portant trois mille hommes de débarquement et destinée à favoriser le passage sur le dernier bras du fleuve. Un violent orage éclate, des éclairs immenses jettent une lumière sinistre sur les deux armées ennemies, qui s'abordent à coups de canon. Peu d'heures se sont à peine écoulées et déjà les batteries autrichiennes sont au pouvoir des Français, qui tous ont effectué leur passage avec autant d'ordre que de célérité.

BATAILLE DE WAGRAM.

L'ennemi se replia sur Wagram, où il fut battu après avoir opposé une très-vive résistance. Il y eut de part et d'autre beaucoup de blessures causées par le feu de l'artillerie légère. Larrey choisit le village le plus voisin pour y établir son ambulance, où le soir même de la bataille cinq cents blessés se trouvaient réunis. Presque tous étaient dangereusement atteints ; aussi l'illustre docteur eut-il à pratiquer un grand nombre d'amputations, moyen extrême, mais indispensable, et qui sauva la vie à la plupart d'entre eux. Larrey, exténué de fatigue, ne s'était couché que le matin du jour suivant, vers quatre heures ; il dormit deux heures seulement et reprit ses pénibles fonctions.

NÉCESSITÉ DES AMPUTATIONS IMMÉDIATES.

C'est avec beaucoup de raison que Larrey préconise l'amputation immédiate sur le champ de bataille. Une demi-heure, une heure de délai sont souvent la cause de la perte des malades. Ce grand chirurgien a eu tant de fois l'occasion de constater la nécessité des amputations immédiates qu'il est tout à fait inutile de chercher à réfuter les objections qui sont faites par les adversaires de cette méthode dans les loisirs du cabinet. Indépendamment de la grave lésion locale qu'il détermine, un gros projectile cause une perte nerveuse considérable chez les sujets ; il peut anéantir les *forces radicales* de la vie. Atteint par un boulet, l'homme le plus fort, et nous parlons en même temps de sa constitution robuste et de la trempe vigoureuse de son âme, le guerrier le plus intrépide a le visage cadavéreux ; il ne parle plus, ses idées sont incohérentes, sa faiblesse extrême ; dans l'anéantissement profond qu'il éprouve, il a conscience de sa fin prochaine. Mais voici Larrey qui passe à travers le feu et la mitraille, et voit d'un coup d'œil rapide la main que la mort a déjà mise sur une noble proie ; il s'arrête, et par une

11.

opération aussi rapide que brillamment exécutée, il enlève un membre tout entier, devenu inutile et même dangereux. En effet, ce membre ne pourra plus jamais reprendre ses fonctions, et sa séparation du tronc par les seules forces de la nature est devenue impossible à cause de la faiblesse du malade.

OPÉRATIONS PRATIQUÉES A LA BATAILLE DE WAGRAM.

On pourrait citer des centaines d'exemples à l'appui de cette assertion ; deux suffiront. Un des premiers officiers blessés à la bataille de Wagram fut le colonel d'artillerie légère Daboville, qui devint depuis général. Cet officier distingué eut l'épaule droite fracassée par un boulet de gros calibre, qui produisit des désordres considérables dans toutes les parties de l'articulation, en brisant les os en plusieurs morceaux, en arrachant les muscles, en dilacérant les nerfs si importants qui l'avoisinent, en désorganisant l'artère axillaire, devenue subitement anévrismatique par suite de son énorme dilatation.

Le blessé avait la pâleur de la mort sur le visage ; ses yeux étaient ternes et larmoyants, sa voix éteinte, son pouls à peine sensible. Il était

tourmenté par le hoquet, indice d'une fin très-
prochaine. Encore quelques instants, et il devenait
absolument impossible de conserver la plus faible
espérance ; Larrey lui-même hésitait à l'opérer,
craignant de le voir mourir pendant la durée même
de l'amputation. Un sentiment d'humanité, beaucoup plus que l'espoir de la guérison, décida l'illustre chirurgien. Le colonel Daboville éprouvait
les plus horribles douleurs, causées par la dila-
cération multiple des muscles et des nerfs si nombreux de cette région.

L'opération fut très-bien supportée, et le colonel, malgré l'énorme surface de sa blessure et la
difficulté des circonstances, recouvra la santé après
trois mois de traitement.

A la même époque Larrey pratiqua également
la désarticulation de l'épaule à un adjudant-major
du 92ᵉ régiment de ligne, qui eut le moignon fra-
cassé par un boulet de gros calibre. Comme chez
le colonel Daboville, la plaie fut énorme, parce
qu'on ne pouvait utilement conserver les lambeaux
de la peau, qui était mortifiée. Malgré le tétanos
dont il fut atteint le dixième jour après l'opération
(que Larrey fit cesser par l'application du fer
rougi à blanc sur les points les plus douloureux

de la plaie), cet officier guérit parfaitement.

Nous ferons ressortir l'utilité incontestable de l'amputation immédiate en général et en particulier celle de la désarticulation de l'épaule, en disant que sur quatorze opérés Larrey ne perdit qu'un seul homme, extrêmement faible quand on le lui apporta. Aussi le grand chirurgien faisait-il de préférence l'amputation dans l'article lorsque les blessures étaient très-récentes.

Il affirme que sur dix amputés dans l'articulation, neuf guérissent, tandis que l'amputation pratiquée dans la continuité du membre (toutes choses étant égales d'ailleurs), les deux tiers à peine survivent, résultat qui est plus favorable encore dans les maladies chroniques.

AMPUTATIONS DIVERSES.

Lorsque deux membres ont été frappés par un gros projectile, l'amputation dans l'article est encore indispensable et doit être faite dans le plus bref délai. Après quelques heures d'attente il est déjà trop tard : c'est ce qui explique pourquoi il est si rare de rencontrer des amputés de deux membres. Lorsque Larrey opérait dans la continuité des membres, il adoptait le procédé de Petit, qui consiste à couper d'abord la peau seulement, à la séparer à une hauteur convenable de la couche musculaire superficielle, que l'on divise ensuite avec les vaisseaux ; enfin à terminer par la section de la couche musculaire profonde. Il évitait ainsi la conicité du moignon.

Lorsque les désordres remontaient jusqu'à la partie supérieure de la cuisse, il taillait deux lambeaux, procédé qu'il préférait à l'amputation circulaire.

Avant les campagnes de la République et de l'Empire, les chirurgiens pratiquaient toujours l'amputation de la cuisse lorsque le coup de feu avait désorganisé la jambe dans la plus grande partie de son étendue, et qu'il était impossible de faire cette opération au lieu dit d'*élection*. Larrey démontra, par un grand nombre de guérisons, qu'on pouvait conserver le genou par la section au niveau même de la tubérosité du tibia et en extirpant la tête du péroné. Cette opération est moins dangereuse que l'amputation de la cuisse, et le malade a une base de sustentation beaucoup plus solide pour la marche au moyen d'une jambe artificielle.

Battus à Wagram, les Autrichiens effectuèrent

leur retraite jusqu'à Snaïm. Enveloppés par l'armée française sous les murs de cette ville, ils allaient livrer leur dernière bataille, mais ils préférèrent demander une suspension d'armes pour traiter de la paix, qui eut lieu en effet quelques semaines après. Le quartier général de l'armée française s'établit à Schœnbrunn et à Vienne. Les loisirs de cette nouvelle situation permirent à Larrey de donner des leçons de chirurgie et de visiter en détail les belles préparations anatomiques renfermées dans le grand hôpital de l'Académie Joséphine. Tant de zèle après tant de fatigue avait fait naître dans le cœur de tous les soldats des sentiments d'affectueuse admiration pour le chirurgien en chef de la garde, qu'ils avaient toujours vu sur le champ de bataille, prêt à les secourir et à partager avec eux un trépas magnanime. Le chef de la grande nation, qui savait mieux que personne apprécier le courage et les services rendus, sanctionna de son autorité puissante l'opinion générale, en conférant, comme nous l'avons dit, au docteur Larrey, le titre de baron de l'Empire, avec une dotation annuelle de cinq mille francs.

Aussitôt après la reddition de Vienne et le retour de l'armée française vers la France, le chirurgien de la garde fit évacuer tous ses blessés et se mit lui-même en route pour Paris, où il arriva dans le courant du mois de décembre 1809. Le 1ᵉʳ janvier 1810, il avait repris la direction du service à l'hôpital de la garde impériale.

Vers cette époque Larrey eut un peu de repos dont il profita pour mettre en ordre les nombreux documents qu'il avait rassemblés pendant ses voyages et les observations scientifiques recueillies dans le cours de ses campagnes. Quelques années lui auraient été indispensables pour terminer ses travaux, mais deux ans s'étaient à peine écoulés qu'il se vit obligé de recommencer la noble, mais bien pénible tâche qui lui était imposée depuis tant d'années.

IX

CAMPAGNE DE RUSSIE.

Vers le commencement de 1812, il apprit que l'Empereur Napoléon faisait d'immenses préparatifs pour une expédition qui devait être formidable, si l'on en jugeait par la grandeur des mesures adoptées. Bientôt (12 février 1812) un décret nommait le baron Larrey chirurgien en chef de la Grande Armée.

Napoléon voulait combattre les Russes et les rejeter en Asie. Cette résolution datait de loin[1]. Plus que personne l'Empereur connaissait la tendance des peuples du Nord à envahir les riches

---

[1] Voyez Villemain, *Souvenirs contemporains*, t. Ier, p. 162 et suiv.

contrées du Midi ; il savait que par l'extermina-
tion des Cimbres et des Teutons, Marius avait prolongé pour plusieurs siècles la puissance de sa
patrie ; que Trajan, Aurélien, Théodose, avaient
également, par leurs victoires, opposé une digue
aux flots sans cesse croissants des barbares, qui
devaient finir par dévorer le monde romain. N'a-
vait-on pas vu, dans la dernière année du XVIIIe
siècle, Souvaroff avec ses Tartares en Italie, et
prêts à envahir la France ? Masséna, en les écrasant
à Zurich, nous avait préservés de l'invasion. Dès
lors Napoléon avait conçu le projet d'utiliser les
forces vives de la Révolution pour éloigner la puissance russe au delà de Moscou et retarder ainsi
pour longtemps l'invasion de ces peuples à demi
barbares. Voilà un des puissants motifs qui déterminèrent Napoléon à combattre Alexandre. Avant
de commencer cette lutte gigantesque, il fit néanmoins quelques tentatives de paix et envoya M. de
Narbonne auprès de l'empereur de Russie pour
porter son *ultimatum*, en demandant que la Russie
cessât de commercer avec l'Angleterre. M. de
Narbonne se rendit à Wilna, où était Alexandre.
Il trouva ce souverain calme et inébranlable
dans sa résolution d'accepter la guerre. Alexandre

montra au général français une carte de son vaste
empire : « Je ne me fais point d'illusions, lui dit-il,
« je sais combien l'Empereur Napoléon est un
« grand général ; mais vous le voyez, j'ai pour
« moi l'espace et le temps. Il n'est pas de coin re-
« culé de ce territoire hostile pour vous, où je ne
« me retire, pas de poste lointain que je ne dé-
« fende avant de consentir à une paix honteuse.
« Je n'attaque pas, mais je ne poserai pas les
« armes tant qu'il y aura un soldat étranger en
« Russie [1]. » Ces nobles paroles rendaient malheureusement la guerre inévitable.

Larrey quitta Paris le 12 février et arriva à
Mayence le 1er mars. Quoique la plus grande partie des troupes eût déjà passé le Rhin, se dirigeant
en toute hâte vers la Prusse, on ignorait encore
le but de l'expédition. Les uns croyaient à une
lutte contre l'Angleterre, d'autres présumaient
que l'armée avait une destination bien plus loin-
taine.

Le quartier général, qui fermait la marche de
toute l'armée, sortit de Mayence le 8 mars, se
rendant à Erfurth, où il arriva dix jours après. Il

---

[1] Villemain, t. Ier, p. 187, ouv. cité.

quitta immédiatement cette ville pour aller à Magdebourg et à Berlin.

LARREY FAIT UN COURS DE CHIRURGIE A BERLIN.

En prévoyance des événements qui se prépa-
raient, le chirurgien Larrey prit, avec le baron
Desgenettes, médecin en chef de l'armée, toutes
les dispositions nécessaires pour l'installation d'un
grand nombre de malades dans les hôpitaux. Il
convoqua tous les chirurgiens de l'armée, leur dé-
signa une place méthodique dans les ambulances,
et commença un cours de chirurgie afin d'exercer
les jeunes docteurs au manuel des opérations.

Ceux de l'académie de Berlin saisirent avec
empressement la bonne fortune qui se présentait,
en suivant les cours du brillant professeur et en
s'exerçant à l'ampithéâtre aux difficultés des
opérations chirurgicales. Larrey d'ailleurs était
secondé par le zèle si louable du chevalier Gœrcke,
chirurgien général des armées prussiennes; par
Grœffe, professeur de chirurgie; par Hufeland,
premier médecin du roi, et par Wibel, médecin en chef des armées prussiennes. Le temps
que Larrey n'employait pas au service des malades et à l'enseignement était consacré à l'étude

des pièces anatomiques, si bien conservées dans
le riche muséum de Berlin. C'est là qu'il eut l'occasion de voir l'estomac préparé d'un cheval renfermant les chrysalides de la mouche qui en porte
le nom.

Lorsque l'époque de la métamorphose de cette
nymphe est proche, celle-ci se détache de l'estomac et remonte vers la bouche de l'animal, ou
bien descend au contraire toute la longueur du
tube digestif et se rapproche du dehors, où elle se
transforme en insecte parfait. Bientôt cette mouche pond ses œufs sur le cheval, qui les enlève
avec sa langue et les avale. Ceux-ci subissent leur
incubation dans l'estomac de l'animal ; les larves
se placent dans l'intervalle des replis du viscère,
s'y nourrissent abondamment, se transforment en
nymphes, et finalement ramenées au dehors, acquièrent le dernier développement de la mouche.

Larrey quitta Berlin le 30 avril et gagna le
10 mai la ville de Posen, ignorant encore le but
de l'expédition. Enfin la grande armée arriva sur
la rive gauche de la Vistule. Elle se composait environ de quatre cent mille hommes, Français, Espagnols, Napolitains, Italiens, Autrichiens,
Prussiens, Bavarois, Wurtembergeois, Westpha-

liens et Saxons, formant dix corps d'armée, y compris la garde impériale. Le quartier général, qui fermait la marche, arriva à Thorn le 2 juin.

Le jour suivant, toutes les autorités furent réunies en conseils particuliers, afin d'examiner les différentes branches du service et de statuer quelles étaient les meilleures mesures à prendre pour la grande campagne qui allait commencer. On savait maintenant d'une manière certaine que la guerre était déclarée à la Russie. Larrey faisait partie du grand conseil des hôpitaux.

Chacun des conseils ayant fait ses observations, Napoléon indiqua, dans un ordre du jour, quel serait le tracé que devraient suivre les différents corps pour pénétrer avec promptitude en Russie.

PASSAGE DU NIÉMEN.

Le 10 juin, la garde impériale était à Heilsberg, et le 24 juin à Kowno. C'est dans cette ville que le chirurgien en chef eut à panser les premiers blessés de cette campagne. La ville de Kowno est située sur la rive droite du Niémen; elle renfermait un corps de troupes russes qui coupa le pont et s'enfuit après avoir échangé quelques coups de fusil avec nos soldats.

La Grande Armée, en se dirigeant sur Wilna, eut beaucoup à souffrir du mauvais état des chemins, qui étaient détrempés par des pluies continuelles. Ces premières fatigues et l'abus du *chenaps* (eau-de-vie du pays) causèrent la mort d'un certain nombre de conscrits de la jeune garde. L'Empereur Alexandre était à Wilna jusqu'à la veille du jour où les avant-gardes de la Grande Armée y pénétrèrent. Il croyait les Français beaucoup plus éloignés. Les petits engagements qui eurent lieu entre les troupes ennemies fournirent aux chirurgiens alliés cent cinquante blessés qui furent placés dans les deux hospices de Saint-Jacques et de la Charité. Mais en prévoyance des graves événements qui pouvaient encore avoir lieu, l'ordre fut donné par le chirurgien en chef d'établir dans Wilna le matériel nécessaire au traitement de six mille malades.

VIOLENT ORAGE AU DÉBUT DE LA CAMPAGNE.

L'Empereur Napoléon, dans un ordre du jour du 9 juillet, régla de nouveau la marche de toute l'armée et celle des quartiers généraux. Une grande revue des troupes eut lieu le 10, à six heures du soir. Larrey s'y trouva avec ses ambulances volantes.

Le temps était chaud, mais lourd, et l'horizon chargé de nuages ; une tempête horrible allait éclater. Les hommes sous les armes attendaient en silence l'arrivée du chef suprême de l'armée. Les roulements du tonnerre dans le lointain commencèrent à se faire entendre ; bientôt, en se rapprochant, ils acquirent une intensité effrayante. Un nuage immense et noir comme la nuit enveloppa toute l'armée et s'étendit jusqu'aux dernières limites de l'horizon. L'obscurité était si profonde qu'il était impossible de distinguer les unes des autres ces masses guerrières, qui semblaient plutôt réunies pour une cérémonie funèbre que pour une revue.

Des éclairs rapprochés et d'un blanc vif montraient au loin dans la plaine ces milliers de baïonnettes étincelantes, d'un éclat sinistre, et les cuirasses, et les lances, et les casques brillants des cavaliers, et les longs canons de cuivre d'une artillerie formidable. Enfin des fanfares guerrières se firent entendre : l'Empereur arrivait. Il parut au moment où d'immenses éclairs sortaient de toutes les profondeurs du ciel, comme pour l'envelopper

d'une auréole magique ; en même temps l'air, agité
avec force, lançait sur les troupes des grêlons
énormes et des torrents de pluie. Les cavaliers, ne
pouvant résister à cette tempête, furent obligés
de mettre pied à terre ; les chevaux, épouvantés,
cherchèrent à s'enfuir et à échapper aux horreurs de
cette nature déchaînée. De mémoire d'homme on
n'avait rien vu de si épouvantable. La revue n'eut
pas lieu, et l'Empereur, chassé par l'orage, chercha un refuge dans la ville de Wilna. Cette violence que lui imposaient les éléments au début
même de la campagne causa aux troupes une émo-
tion pénible. Les anciens y auraient vu un présage
funeste et l'indice d'une catastrophe inévitable.

La Grande Armée se dirigea bientôt sur Ben-
chenkowiski, où ses avant-gardes eurent à combattre l'arrière-garde des Russes. Six cents Français furent blessés ; cinq cents Russes, trop
malades pour être enlevés du champ de bataille,
furent placés avec les nôtres dans les temples juifs
de la ville et reçurent les mêmes soins.

Parmi les blessés se trouvait un colonel russe
qui avait reçu un coup de sabre dont le tranchant,
frappant obliquement et de haut en bas, avait
abattu le nez dans toute sa longueur, en emportant

une partie de la mâchoire supérieure. La plaie
résultant de cette blessure permettait de voir
toute l'étendue des fosses nasales et de la bouche.
Le nez, renversé sur le menton avec un fragment
de la mâchoire supérieure , ne tenait plus au
reste de la face que par deux petits lambeaux
de la lèvre supérieure qui servent à former les
commissures de la bouche.

Le chirurgien en chef lava cette horrible plaie,
détacha des chairs pendantes les fragments osseux
qui y adhéraient, enleva les caillots de sang durcis
par la poussière qui remplissaient les fosses nasales, et mettant en rapport la lèvre et le nez, il assu-
jettit les lambeaux par dix points de suture. Des
pansements méthodiques achevèrent la guérison,
qui fut parfaite et eut lieu sans difformité.

ARRIVÉE DE LA GRANDE ARMÉE A WITEPSK.

Le 26 juillet au soir, la Grande Armée entrait
dans la ville de Witepsk, que les Russes abandon-
nèrent aussitôt. Les troupes alliées purent se reposer un peu ; elles en avaient grand besoin.
D'ailleurs les subsistances n'étaient pas arrivées
avec l'abondance qu'exigeaient les circonstances,
et depuis plusieurs jours on ne les avait pas faites

régulièrement. Les hôpitaux de Witepsk furent immédiatement organisés pour recevoir les quinze cents Français et Russes qui avaient été blessés les jours précédents.

Le linge manquait; on eut recours à celui des soldats pour faire les pansements. Larrey fut même obligé de sacrifier une partie du sien pour obvier à la pénurie du moment. Cet homme généreux ordonna de minutieuses recherches dans les maisons pour découvrir les blessés ennemis. On en trouva trois cent cinquante, mutilés par le boulet et l'obus, couchés sur de la paille infecte, et attaqués par la gangrène et la pourriture d'hôpital. Ils mouraient de faim, et avaient été dans l'impossibilité absolue de réclamer des secours.

Larrey pratiqua quarante-cinq amputations à la suite des combats des jours précédents. Toutes celles qui furent faites dans les premières vingt-quatre-heures réussirent; les autres, plus tardives, donnèrent des résultats moins bons.

Un des succès les plus remarquables fut l'extirpation complète de la cuisse gauche, pratiquée sur un des dragons de la garde.

Il est encore intéressant de signaler la blessure grave d'un soldat russe qui fut frappé au front par

un biscaïen du poids de 217 grammes. Ce projectile avait percé l'os frontal au-dessus du sourcil
droit et avait pénétré dans l'intérieur du crâne.
Malgré le volume de ce biscaïen, on n'apercevait
qu'une ouverture de six à huit millimètres, à travers laquelle on pouvait sentir ce corps étranger en
introduisant une petite sonde. Ce phénomène s'explique par l'élasticité des fibres osseuses chez les
jeunes sujets. Le projectile, en frappant l'os du
front, a poussé devant lui les fibres osseuses, qui se
sont distendues et ont cédé ; mais aussitôt que le
biscaïen a cessé son action dépressive en entrant
dans la cavité du crâne, ces fibres sont reve-
nues sur elles-mêmes à cause de leur élasticité ;
en sorte qu'une balle de fer plus grosse que le
pouce n'a laissé après elle qu'une ouverture d'un
diamètre très-minime. Aussi toutes les tentatives
ordinaires d'extraction auraient - elles échoué.
Larrey élargit la plaie des parties molles, découvrit largement l'ouverture osseuse, et appliqua
trois couronnes de trépan communiquant entre
elles et avec l'ouverture produite par le biscaïen.
Ayant coupé les angles osseux qu'elles laissaient,
le chirurgien obtint une ouverture qui lui permit
d'extraire le biscaïen à l'aide d'une forte pince

et d'un élévatoire. Une grande quantité de sang coagulé et de petits fragments osseux furent ensuite enlevés. Le cerveau offrait, sous ses enveloppes, une dépression de six à huit millimètres ; le malade guérit entièrement.

On peut rapprocher de ce fait intéressant la relation très-succincte d'une plaie de tête, chez un des grenadiers de la garde. Ce militaire reçut à la partie postérieure de la tête un coup de lance d'un cosaque, si rudement appliqué que le fer traversa toute l'épaisseur de l'os, sans produire de fracture proprement dite, et s'enfonça profondément dans le cerveau. Cette homme, laissé pour mort, fut relevé plusieurs heures après l'accident et soigné. Il a guéri sans altération des facultés intellectuelles, mais il a perdu la parole, le goût et l'odorat. L'estomac s'est affaibli, ainsi que la respiration et les battements du cœur. Ces phénomènes sont produits par un trouble notable apporté dans les fonctions des nerfs de la moelle allongée.

Un engagement eut lieu à Krasnoë, entre nos avant-gardes et l'arrière-garde des Russes, qui perdit quatorze pièces de canon et laissa un grand nombre de prisonniers. On comptait parmi ceux-ci beaucoup de blessés que Larrey recueillit, qu'il pansa et fit réunir avec cinq cents nouveaux blessés français dans un hôpital organisé sur-le-champ.

L'armée française, et surtout le service de santé, allaient être mis à une rude épreuve en abordant Smolensk. Cette ville, située sur une hauteur, n'était abordable qu'en passant par une suite de défilés que les Russes avaient eu la précaution de fortifier au moyen de nombreuses pièces d'artillerie.

Les troupes alliées eurent donc une suite d'assauts à livrer en enlevant ces redoutes les unes après les autres à la baïonnette. Après vingt-quatre heures d'un assaut très-meurtrier, les Français pénétrèrent dans Smolensk le 18 août. Ils trouvèrent un vaste incendie allumé par les projectiles, et des milliers de morts et de mourants entassés les uns sur les autres dans les fossés, aux abords des ponts, sur le penchant des collines, dans toutes les rues : spectacle horrible, dont le souvenir après bien des années remplissait encore d'épouvante l'âme de ceux qui avaient assisté à un si grand carnage !

L'armée eut six mille blessés et douze cents morts.

Les Français, en voyant l'incendie que les Russes avaient allumé dans cette ville privée d'habitants, comprirent que la guerre actuelle était beaucoup plus grave que toutes celles qu'ils avaient faites jusqu'alors.

Dès le commencement de l'action Larrey s'était transporté aux avant-gardes avec ses ambulances pour enlever les blessés qui furent ensuite réunis dans quinze grands bâtiments convertis en hôpitaux. Malheureusement le matériel le plus indispensable manquait pour les pansements. A défaut de linge on se servit du papier que l'on trouva en abondance dans le bâtiment des archives transformé en hôpital. On confectionna des lits avec le matériel de cet établissement. Le parchemin fut utilisé pour faire des attelles à l'usage des amputés. On se servit d'étoupe et de coton de bouleau (*betula alba*) pour le pansement des plaies, car on n'avait plus de charpie.

BLESSÉS DE SMOLENSK.

Les habitants de Smolensk s'étaient presque tous enfuis ; un grand nombre de maisons avaient

été dévorées par l'incendie ou dévastées par le
pillage. Dans un état de pénurie aussi extrême, il
devenait bien difficile, pour ne pas dire impossible, de donner des secours à un aussi grand
nombre de blessés, et pourtant toutes les opérations nécessaires furent pratiquées dans les vingt-
quatre premières heures ! Mais il faut bien le
dire, c'est par des efforts vraiment héroïques,
c'est soutenu par une force d'âme et une vigueur
physique incomparable, que le chirurgien en chef
parvint à suffire aux nécessités poignantes de cette
triste époque. Nuit et jour, lui et ses dignes élèves
étaient auprès de leurs malades.

Larrey pratiqua immédiatement onze amputations dans l'articulation du bras avec l'épaule ;
neuf de ces malades guérirent, deux moururent de
la dyssenterie. Dans cet immense rassemblement
d'hommes mutilés par les projectiles ou atteints
par l'arme blanche, il n'y avait ni préférence, ni
distinction de nationalité. Chaque malade était
soigné à son tour, et avec la sollicitude et la charité qu'exigeait la gravité de sa blessure. Il fallait absolument du linge et des médicaments pour
ces dix mille Français et Russes qui gisaient
dans les grands bâtiments transformés en hôpi-

taux. Heureusement on en reçut des ambulances de réserve, et on parvint à sauver du pillage et de l'incendie du vin et de l'eau-de-vie, boissons indispensables pour soutenir les forces de ces malheureux épuisés par la maladie, la guerre et la faim. On se procura en outre des bestiaux dans les environs.

Croyant que la campagne allait finir et que l'Empereur ne poursuivrait pas beaucoup plus loin le cours de ses victoires, le chirurgien Larrey laissa dans les murs de Smolensk tous les officiers de santé de la réserve et cinq divisions d'ambulances légères. Il partit pour Voloutina avec la sixième, afin de secourir les blessés du général Gudin, qui avait engagé un combat très-vif contre les arrière-gardes russes.

Ce combat fournit six à sept cents blessés, parmi lesquels était le brave général Gudin lui-même, dont les deux jambes avaient été détruites par un boulet, et qui mourut le troisième jour après le combat.

Les blessés de cette dernière affaire, une fois pansés, furent immédiatement dirigés sur Smolensk ; ils étaient suivis par la sixième division d'ambulance. Larrey, seulement accompagné de deux aides, s'empressa de rejoindre le quartier général à Dorogobouj. Il trouva cette ville entièrement brûlée par un incendie que les Russes avaient allumé en se retirant. Après avoir traversé la dernière branche du Dniéper qui baigne les murs de Dorogobouj, Larrey éprouva les premiers symptômes d'une maladie étrange qui persista pendant toute la durée de la campagne, jusqu'à son retour à Smolensk.

C'étaient des vertiges, et ce balancement nauséeux que connaissent trop bien tous ceux qui ont navigué, et qui constitue cet état si singulier, et aujourd'hui encore inexplicable, auquel on a donné le nom de *mal de mer*.

Presque nul, lorsque Larrey se trouvait dans la position horizontale, il acquérait plus d'intensité pendant la marche à cheval, et surtout pendant la progression à pied. Le grand chirurgien attribue cette névrose aux grandes masses d'hommes ou de matériel de guerre qu'il avait sans cesse autour de lui dans ces plaines immenses qui s'étendent de la dernière ville qu'il venait de quitter jusqu'à Moscou.

L'incendie de Dorogobouj aurait dû inspirer plus de défiance au chef suprême qui dirigeait la grande armée sur cette terre ennemie.

Les Français, en approchant de Wiazma, eurent le douloureux spectacle de voir encore une ville enlacée par l'incendie, et qui allait être entièrement réduite en cendres. Wiazma aurait offert d'immenses ressources parce qu'elle était l'entrepôt d'un grand commerce entre les deux Russies. Mais les habitants, afin de ne point laisser de vivres, ni d'abris aux Français, y avaient mis le feu en la quittant. Nos troupes parvinrent cependant à recueillir une assez grande quantité d'huile, d'eau-de-vie et de sucre qu'ils trouvèrent dans les caves des habitations.

La garde impériale quitta Wiazma pour se rendre à Ghjat. Là encore elle eut la douleur de trouver une ville déserte et en proie à l'incendie. Heureusement qu'une forte pluie vint en arrêter les progrès ; mais les chemins détrempés devinrent impraticables, et il fallut attendre un temps meilleur.

On apprit bientôt que l'armée russe s'était arrêtée sur les hauteurs de Mojaïsk et près de la Moskowa pour s'y fortifier et arrêter les Français. Une grande bataille était inévitable ; chacun s'y prépara. Larrey, pour subvenir au manque de chirurgiens qu'il avait laissés à Smolensk, obtint

un ordre du jour qui mettait à sa disposition quarante-cinq officiers de santé des différents corps
de l'armée.

BATAILLE DE LA MOSKOWA.

Le 5 septembre, vers les deux heures de
l'après-midi, l'armée française attaqua les retranchements des Russes; la nuit empêcha que la
bataille devînt générale. Le chirurgien en chef
passa la nuit entière à panser les blessés qu'il fit
ensuite évacuer sur l'abbaye de Kolotskoï, assez
rapprochée du champ de bataille. La journée du
lendemain fut consacrée de part et d'autre au
repos des troupes et aux dispositions dernières
avant d'effectuer la lutte épouvantable pour laquelle on était venu de si loin.

Le chirurgien en chef réunit trente-six chirurgiens, les seuls dont il pouvait disposer pour les
graves événements qui allaient survenir. Il leur
donna ses ordres relativement aux pansements des
blessés, et parcourut toute la ligne pour inspecter une fois encore les ambulances des corps et
des divisions.

Le plus grand ordre était indispensable, et il
fallait qu'on sût parfaitement à l'avance l'empla-

cement exact des ambulances afin d'y porter
promptement les blessés. L'emplacement de l'ambulance du quartier général et de la garde avait
été désigné par Napoléon lui-même. Larrey s'y
trouvait avant le jour, et disposait sur le terrain,
qui avait environ mille mètres de circonférence,
tout le matériel nécessaire pour secourir aussi vite
que possible les malheureux soldats qu'on allait
lui apporter.

Au point du jour la bataille commença. L'aile
gauche de l'armée était commandée par le prince
Eugène; l'aile droite par le prince Poniatowski.
Murat était au centre avec l'Empereur et la garde.

Nous n'avons point à raconter l'histoire de cette
mémorable journée pendant laquelle près de deux
cent soixante-dix mille combattants armés de
mille bouches à feu, s'élancèrent les uns sur les
autres depuis six heures du matin jusqu'à neuf
heures du soir dans un espace de quatre kilomètres carrés. L'héroïsme fut partout, et si nos
ennemis, obligés de céder le champ de bataille, se
retirèrent devant l'impétuosité des assaillants, ils
ne le firent qu'après nous avoir fait chèrement
payer la victoire. Le prince Eugène, et surtout
le maréchal Ney, se couvrirent de gloire pendant

cette grande bataille. Ils eurent en effet à s'emparer de redoutes formidables hérissées de pièces d'artillerie qui vomissaient la mitraille en entre-croisant leurs feux.

Les pertes des deux côtés furent considérables.

La grande armée eut quarante généraux tués ou blessés. Vingt mille hommes furent mis hors de combat, et il y eut neuf mille hommes tués. Les ennemis eurent soixante mille hommes hors de combat.

Les Français avaient tiré 60,000 coups de canon et brûlé 1,400 mille cartouches.

BLESSÉS DE LA MOSKOWA.

L'ambulance spécialement sous les ordres de Larrey était connue de toute l'armée; aussi eut-il à voir les deux tiers de tous les blessés. N'ayant pas avec lui beaucoup de chirurgiens très-habitués aux grandes opérations, il fut obligé de pratiquer lui-même les plus difficiles.

Ces opérations commencèrent avec la bataille, et durèrent sans discontinuer jusqu'au lendemain très-avant dans la nuit. Le temps était froid et nébuleux; circonstance qui rendait plus pénible cette triste tâche.

Un certain nombre d'hommes grièvement blessés au bras subirent la désarticulation de ce membre avec l'épaule. Larrey les opéra par son procédé ; presque tous guérirent et gagnèrent l'Allemagne avant le retour des Français. Parmi eux
se trouvait un chef de bataillon qui aussitôt après
l'opération , monta sur son cheval, et se mit en
route. Bientôt le cheval mourut, mais le cavalier
continua sa marche à pied jusqu'en France, où il
arriva sain et sauf après un voyage de trois mois
et demi.

Les blessures reçues à la bataille de la Moskowa présentaient une extrême gravité, parce
qu'elles étaient causées par l'artillerie ou par la
mousqueterie à une très-faible distance ; aussi
le chirurgien en chef fut-il obligé de pratiquer
environ deux cents amputations. Malgré la victoire qu'ils venaient de remporter, les Français
étaient privés des choses les plus indispensables
pour leurs blessés. Ceux-ci n'avaient ni couver-
ture ni paille pour se coucher. A défaut de pain
et de farine qui manquèrent bientôt, on fit la
soupe avec de la viande de cheval, des trognons
de choux et quelques pommes de terre. Les cosaques, disséminés partout, empêchaient la marche

des convois. La charpie et le linge si nécessaires pour le pansement des blessures graves manquaient également. « Le bienfaiteur de tous ceux qui souffraient, l'illustre Larrey, voulut rester à Kolotskoï avec la majeure partie des chirurgiens de l'armée. Trois jours entiers devaient à peine suffire pour appliquer le premier pansement sur toutes les blessures, et par un temps déjà froid et humide, et surtout la nuit, un grand nombre de blessés étaient réduits à attendre les secours de l'art, couchés en plein air sur la paille [1]. »

Les officiers de santé français et leur digne chef apportaient un soin tout particulier à protéger également et à panser les blessés de l'armée russe, car après la bataille il n'existe pas d'ennemis pour le médecin, il n'y a plus que des malheureux.

L'armée russe effectua promptement sa retraite vers Mojaïsk, qu'elle traversa sans s'y arrêter. Seulement elle y mit le feu, et lorsque les Français y pénétrèrent, les flammes avaient déjà dévoré plusieurs quartiers. Quelques maisons de grande apparence avaient seules été ménagées pour recevoir les blessés russes que Larrey y trouva, et aux-

---

[1] Thiers, *Histoire du Consulat et de l'Empire*, t. XIV, p. 352.

quels il fit donner les soins qu'exigeait leur triste situation. Il poursuivit ensuite sa route vers Moscou.

ARRIVÉE DES FRANÇAIS A MOSCOU.

De Mojaïsk à Moscou la grande armée traversa une plaine sablonneuse et déserte ; elle n'avait pas reçu de distribution régulière de vivres depuis longtemps ; l'eau et les fourrages manquaient, hommes et chevaux étaient épuisés par la faim, la soif et la fatigue. Mais on allait bientôt arriver dans la riche et vieille capitale de l'empire russe, dans *Moscou aux coupoles dorées,* comme disent ses poëtes, où l'on trouverait le repos, l'abondance et les richesses. On l'espérait du moins, et cette espérance soutenait les forces défaillantes de cette nombreuse et intrépide armée.

Enfin, le 14 septembre au soir, nos soldats entrèrent dans un des faubourgs de cette ville tant désirée. On fut surpris d'apprendre que la population presque tout entière s'était enfuie avec l'armée, et le lendemain, en parcourant les rues de cette grande cité, les Français ne rencontrèrent que quelques hommes du bas peuple.

DESCRIPTION DE MOSCOU.

Les maisons étaient richement meublées ; les

palais et les églises en grand nombre, brillaient de toutes les splendeurs des richesses accumulées par les siècles. Aussi, nos soldats furent-ils émerveillés du spectacle magique qui se déroula devant leurs yeux, lorsque du haut du Kremlin ils purent apercevoir la cité tout entière. Ils avaient devant eux une ville plus grande que Paris, Vienne et Berlin, formée de quinze cents palais et de milliers de maisons d'une architecture nouvelle, recouvertes de toitures en fer poli de nuances diverses, et s'étendant à perte de vue. Du milieu de ces demeures s'élevaient des centaines d'églises et d'innombrables clochers. Les conceptions les plus excentriques d'architectes byzantins, tartares, arméniens, avaient élevé ces temples, tordu ces colonnes et disposé avec une variété infinie le contour des clochers que des peintres, pour ainsi dire imaginaires, avaient bariolés des couleurs les plus disparates. Les coupoles argentées et dorées des principales églises, en réfléchissant les rayons du soleil, donnaient à ce panorama d'un genre nouveau l'attrait de la surprise et de l'admiration. Dominant tout par la hauteur de ses palais aux toitures dorées, par ses tours chargées de

cloches et ses murs découpés comme une guir-
lande, le Kremlin, dans son imposante grandeur,
semblait être là comme le père et le protecteur de
la vieille cité moscovite.

C'était en effet la citadelle immense de la capitale avec deux enceintes fortifiées; c'était aussi
la demeure des czars; c'était surtout le sanc-
tuaire où avaient été déposées avec le trésor, les
images vénérées de la religion grecque et les
restes mortels des souverains ensevelis dans des
chapelles funéraires surchargées d'or et de pierre-
ries. Moscou était bien certainement la ville sainte
des Russes, avec son caractère asiatique, avec
ses madones et tous les souvenirs pieux du passé.

INCENDIE DE MOSCOU.

Nos soldats devenus les maîtres de cette belle
proie songèrent à s'enrichir, persuadés que les
Russes allaient bientôt demander la paix. On allait
enfin se reposer de tant de fatigues, et après avoir
couru de si grands dangers, on se promettait de
jouir largement de l'abondance et des ressources
de cette cité commerçante.

L'illusion dura peu. Des hauteurs du Kremlin
on pouvait voir, dès le premier jour de la con-

quête, des colonnes de fumée et des flammes qui s'élevaient du toit de plusieurs maisons dans les quartiers éloignés où l'armée n'avait point encore pénétré. Le bazar du Kremlin ne tarda pas lui-même à devenir la proie des flammes.

Les Français parvinrent à arrêter les progrès de l'incendie que les Russes avaient eux-mêmes allumé. L'armée prit les dispositions nécessaires à son installation. Larrey visita les hôpitaux civils et militaires qui étaient très-spacieux, et choisit les meilleurs pour y placer ses malades. Mais un épouvantable sinistre allait éclater.

Au milieu de la nuit suivante, deux officiers logés au Kremlin sont simultanément éveillés par la lueur d'un incendie. C'était le feu qui prenait à la fois dans plusieurs quartiers, et gagnait rapidement de maison en maison jusqu'à l'enceinte du Kremlin où dormait l'Empereur au milieu de sa garde. La citadelle renfermait une grande quantité de poudre, et un parc d'artillerie avait été par négligence placé sous les fenêtres mêmes de Napoléon [1].

---

[1] De Ségur, *Histoire de la Grande Armée*, t. II, p. 47.

Attisé par les vents irréguliers et violents de l'équinoxe qui soufflent tour à tour dans les directions les plus opposées, le feu gagna rapidement toutes les parties de la ville. C'est pendant la nuit du 18 au 19 septembre que l'incendie devint général, et offrit aux regards étonnés des soldats toutes ses sublimes horreurs.

D'énormes gerbes de flammes et de fumée s'élançaient tout d'un coup vers le ciel en jetant au loin dans l'horizon des lueurs colorées par l'abondance des huiles, de l'eau-de-vie, des résines qui brûlaient dans cette immense fournaise. Des craquements sourds occasionnés par l'effondrement des édifices, des sifflements aigus, des détonations épouvantables résultant de la combustion du salpêtre et de la poudre ; et, dominant tout le bruit, des milliers de plaques en fer provenant des toitures étaient lancées dans l'espace par la violence de la chaleur, et allaient en retentissant propager le fléau à de grandes distances. Puis, çà et là, de grandes flammes balancées par le vent se portaient tantôt dans une direction, tantôt dans une autre, comme si une invisible main eût elle-même promené la torche incendiaire sur tous les édifices de la ville.

Ces flammes, d'abord éparses, se rejoignirent bientôt d'une maison à l'autre, et, affectant toutes les formes, coururent de rue en rue, et de quartier en quartier, enveloppant Napoléon et son armée d'une ceinture de feu. Cette simultanéité de sinistres sur tous les points à la fois avait une cause que l'on découvrit bientôt.

Au départ des autorités russes, les prisons de Moscou furent ouvertes, et vomirent dans la ville abandonnée une multitude de bandits. Ces misérables avaient reçu l'ordre de brûler la capitale. On découvrait effectivement, çà et là, des hommes d'une physionomie horrible, couverts de haillons, une torche à la main, et montrant une énergie infernale à propager l'incendie. Des femmes, rendues furieuses par l'ivresse que causent les liqueurs fortes et l'exaltation du crime, couraient à travers les rues enflammées, et allaient de distance en distance terminer l'œuvre de la destruction.

Les hommes du bas peuple qui étaient restés dans la ville au nombre de vingt mille jetaient des cris lamentables. Chargé d'un ballot, chacun cherchait à s'échapper de ce labyrinthe de flammes dont il était très-difficile de sortir. On voyait de pauvres mères portant un ou deux enfants sur leur dos, et tenant les autres par la main, courir effarées à travers les décombres brûlants, tour à tour dans des directions opposées, parce qu'elles ne trouvaient pas d'issue, et finir par tomber d'épuisement et d'épouvante dans cet immense bûcher qui les dévorait. « J'ai vu, dit Larrey, des vieil-« lards dont la longue barbe avait été atteinte « par les flammes, traînés sur de petits chariots « par leurs propres enfants, qui s'empressaient « de les enlever de ce véritable Tartare. »

Napoléon et sa garde éprouvèrent la plus grande difficulté à quitter le Kremlin, et allèrent s'établir à Pétrowskoié, château de Pierre le Grand, à quatre kilomètres de Moscou, sur la route de Saint-Pétersbourg. Pendant trois jours et trois nuits le feu exerça ses ravages, n'épargnant que le Kremlin, les églises, et un petit nombre de grandes maisons bâties en pierre.

Les soldats français n'étaient pas restés inactifs. Pendant la durée du fléau, un grand nombre d'entre eux coupaient les maisons afin d'isoler le foyer ; mais d'autres plus désireux de se procurer des vivres, descendaient dans les caves, et en retiraient une grande quantité de farine et de liqueurs. Lorsque l'incendie eut détruit la ville,

l'empereur Napoléon revint s'établir au Kremlin,
tandis que sa garde se logeait dans quelques maisons qui avaient échappé aux flammes. L'hiver
allait arriver terrible et implacable, mais on ne
semblait pas même s'en douter. Les soldats auraient pu se munir de fourrures et d'étoffes contre
le froid; ils aimèrent mieux recueillir le vin, les
liqueurs et les matières d'or et d'argent. Cette
armée, si remarquable jusqu'alors par sa tenue
sévère, ressemblait maintenant à une grande réunion de marchands. De tous les côtés on transpor-
tait des ballots que l'on jetait les uns à côté des
autres dans un désordre impossible à décrire.

ASPECT DE MOSCOU APRÈS L'INCENDIE.

« Les camps que l'Empereur traversa pour
arriver au Kremlin, dit M. de Ségur[1], offraient
un aspect singulier. C'étaient au milieu des
champs, dans une fange épaisse et froide, de
vastes feux entretenus par des meubles d'acajou,
par des fenêtres et des portes dorées. Autour de
ces feux, sur une litière de paille humide qu'abri-
taient mal quelques planches, on voyait les sol-

[1] De Ségur, ouvrage cité.

dats et leurs officiers, tout tachés de boue et noir-
cis de fumée, assis dans des fauteuils ou couchés
sur des canapés de soie. A leurs pieds étaient
étendus ou amoncelés les châles de cachemire,
les plus rares fourures de la Sibérie, des étoffes
d'or de la Perse...

« Entre les camps et la ville, on rencontrait des
nuées de soldats traînant leur butin, ou chassant
devant eux, comme des bêtes de somme, des
mougiks courbés sous le poids du pillage de leur
capitale ; car l'incendie montra près de vingt mille
habitants, inaperçus jusque-là dans cette immense
cité. On les vit se réfugier, avec les débris de
leurs biens, auprès de nos feux. Ils vécurent pêle-
mêle avec nos soldats, protégés par quelques-uns,
et soufferts ou à peine remarqués par les autres. Il
en fut de même d'environ dix mille soldats ennemis. Pendant plusieurs jours ils errèrent au
milieu de nous, libres, et quelques-uns même
encore armés. »

Le pillage était partout, si l'on peut donner ce
nom aux recherches actives qui étaient faites par
nos soldats, des richesses que les Russes avaient
eux - mêmes voulu détruire en quittant leur
ville. Ces recherches eurent ce résultat fort

utile, qu'elles fournirent des vivres qui auraient
pu alimenter toute l'armée pendant six mois de
séjour à Moscou. Le comte Daru avait proposé à
l'Empereur de faire de la ville détruite un grand
camp retranché, d'installer ses troupes dans les
caves pour y passer l'hiver, le sel et le pain ne
manquant pas, de saler tous les chevaux qu'on
ne pourrait pas nourrir. Au printemps on recevrait
des renforts et des secours de toute espèce de·la
Lithuanie, et on reprendrait l'offensive. C'était
peut-être le meilleur parti à prendre ; il valait assu-
rément bien mieux que la retraite. Le comte Daru
émettait d'ailleurs une opinion que l'Empereur
avait eue lui-même pendant quelques jours. « Napoléon, dit Beausset [1], avait si bien l'idée de passer
l'hiver à Moscou, qu'un jour il me dit en déjeu-
nant de former une liste des acteurs de la Comé-
die-Française qu'il serait possible de faire venir
sans déranger le service de Paris. » Napoléon
voulait surtout rester à Moscou pour ne rien perdre
de son prestige. Les circonstances seules l'obligèrent à quitter cette ville.

Avec les richesses conquises, le désordre s'était

---

[1] Beausset, *Mémoires anecdotiques* sur l'intérieur du palais
de Napoléon.

mis dans l'armée, et avait même gagné jusqu'à la garde. Napoléon consigna sa garde et donna des ordres sévères ; on régularisa pour ainsi dire le pillage en permettant la maraude à tour de rôle.

La prise de Moscou n'était pour Napoléon qu'une conquête stérile. La paix qu'il comptait octroyer à l'empereur Alexandre, c'est lui-même qui va être obligé de la solliciter. Le 5 octobre, le général Lauriston, envoyé par lui, aborde les avant-postes du général en chef Kutusof. Celui-ci propose une armistice pendant qu'il fera parvenir à Saint-Pétersbourg la lettre de Napoléon.

Les généraux russes semblaient désirer vivement la paix ; ils avaient hâte, disaient-ils, que leur Empereur rendît une réponse satisfaisante ; celle-ci ne pouvait arriver malheureusement avant quinze jours.

En attendant, la guerre continuait, non sur une large base, mais d'une façon cependant bien funeste pour les Français. Des nuées de cosaques voltigeaient sur les flancs de la Grande-Armée, attaquant les fourrageurs qui étaient chaque jour obligés d'aller plus loin s'approvisionner, et qui, chaque jour, revenaient plus épuisés. Cent cinquante dragons de la vieille garde avaient été surpris et tués par les cosaques. Murat, qu'on avait leurré avec de belles paroles, commençait à voir enfin qu'il était dupe ; la moitié de sa cavalerie avait disparu dans ces escarmouches.

Quant à l'Empereur, trompé un moment, il était maintenant dans une grande anxiété, mais il attendait et souhaitait ardemment qu'Alexandre consentît à traiter. D'ailleurs, il ne voulait pas avoir l'air de fuir en rétrogradant vers la France, et il attendait toujours dans une indécision maladive. Et pendant ces longs jours, la Russie toute entière se levait pour la guerre sainte. De tous côtés, des recrues venaient grossir l'armée de Kutusof, dont la cavalerie était renouvelée. Les paysans, loin d'appporter des denrées aux Français, mettaient à mort ceux des leurs que l'appât du gain avait attirés à Moscou ; et le terrible ennemi de Napoléon, l'hiver, arrivait. Bientôt apparurent les premières neiges ; bientôt Murat, surpris par les Russes, perdit une grande partie de son avant-garde et resta presque sans cavalerie.

NAPOLÉON ABANDONNE MOSCOU.

Napoléon ne pouvant plus conserver de doutes

sur les intentions des Russes sortit de Moscou le 19 octobre, et marcha sur Kalouga.

Pendant le séjour de l'armée dans Moscou, Larrey avait continué sou œuvre de dévouement en soignant ses blessés. Tandis que l'armée s'affaiblissait chaque jour dans des engagements partiels mais répétés, cet habile chirurgien, en guérissant les malades, réparait ainsi les vides que l'ennemi avait causés dans nos rangs. Mission sainte et sublime est celle qui consiste à consoler, à sauver ainsi ses semblables lorsque, tous ensemble, ils sont les uns pour les autres une cause de destruction. Napoléon était entré dans la ville de Moscou avec quatre-vingt-dix mille combattants et vingt mille malades et blessés, Il la quittait à la tête de plus de cent mille hommes valides, ne laissant derrière lui que douze cents malades. Les hommes qu'il était impossible de transporter furent réunis dans l'hospice des enfants trouvés avec trois divisions d'officiers de santé pour en avoir soin.

Les blessés russes avaient été confiés à la vigilance de plusieurs chirurgiens français habitant Moscou depuis longues années. Ces chirurgiens restèrent également et protégèrent bientôt par leur présence nos malheureux compatriotes qui n'avaient pu suivre. Quant aux malades et blessés transportables, ils furent évacués sur Mojaïsk avec une division d'infanterie commandée par le général Claparède.

L'armée, à la sortie de cette ville, présentait un aspect étrange, qui rappelait l'histoire de ces déplacements immenses des peuples anciens s'en allant à la suite des conquérants, et formant, pour ainsi dire, le complément de leur puissance.

Craignant les privations qu'on avait endurées, tout le monde avait fait des provisions. Chaque soldat en portait dans son sac. Cinquante mille chevaux traînaient une quantité considérable de voitures, de chariots, de calèches, des véhicules de toutes sortes, conduits par des hommes de toutes les nations portant les bagages, les provisions, le butin.

L'armée emmenait avec elle cinq cent cinquante pièces de canon, et deux mille voitures d'artillerie, des drapeaux russes, turcs, persans, et puis cette fameuse et gigantesque croix arrachée à la tour du Grand-Yvan, que les Russes regardaient comme une sorte de talisman à la possession duquel était attaché le salut de l'empire. Napoléon voulait qu'elle fût fixée sur le dôme des Invalides à Paris.

15

Des Français et leurs familles, résidant depuis longtemps en Russie, s'étaient mis en route avec leurs compatriotes pour ne pas être égorgés par les Russes. Hélas! dans l'immense désastre qui allait survenir, bien peu devaient revoir leur patrie!

MARCHE DE LA GRANDE ARMÉE.

La Grande-Armée se dirigeait vers Kalouga par la plus ancienne des deux routes qui mettent en communication cette ville avec Moscou.

Kutusof venait de vaincre Murat sur cette route. Napoléon donna l'ordre au prince Éugène qui commandait l'avant-garde, de prendre un chemin de traverse pour gagner Malo-Jaroslawetz, petite ville assise dans un défilé de montagnes que le général en chef de l'armée russe devait traverser.

Malgré la promptitude de son mouvement, le prince Eugène fut devancé par Kutusof. Un combat violent eut lieu, à la suite duquel les Russes furent vaincus, laissant six mille morts sur le champ de bataille. Mais nous eûmes deux mille blessés que Larrey pansa sur le terrain et qui furent placés dans les voitures particulières venues de Moscou.

Napoléon arriva au secours du vice-roi vers la fin du combat. Il était trop tard, et malgré

les prodiges de valeur de l'avant-garde, on eut
le regret d'avoir perdu deux mille Français ou
Italiens et sept généneraux, parmi lesquels se
trouvait le général d'avant-garde Delson, aussi
distingué par son savoir que par son intrépidité.

NAPOLÉON SUR LE POINT D'ÊTRE FAIT PRISONNIER.

Le 25 au point du jour, Napoléon, sans son
escorte habituellement composée de quatre esca-
drons, cheminait sur la route de Kalouga, se
dirigeant à travers une plaine vers le pont de
Malo-Jaroslawetz. Cette plaine était encombrée
par des voitures de toutes sortes et des caissons
baignés dans la brume assez épaisse du matin.

Tout à coup des cavaliers accourent rapidement
en poussant de grands cris que l'on prend pour
des acclamations en l'honneur du chef suprême
de l'armée. C'étaient six mille cosaques, sous les
ordres de Platow, leur général. En peu d'instants
ils furent à quarante pas de Napoléon qui, malgré
les pressantes instances du général Rapp, ne voulut
pas s'enfuir. L'Empereur mit l'épée à la main, et,
avec quelques officiers qui l'entouraient, se tint
prêt à faire face à l'ennemi. Les cosaques étaient
loin de soupçonner la riche proie qu'ils avaient

sous la main, et sans s'arrêter à combattre le petit nombre d'hommes armés qui étaient devant eux, ils s'emparèrent des chevaux de l'artillerie, en abandonnant les canons, préférant ainsi le profit à la gloire. Le cheval du général Rapp fut néanmoins renversé d'un coup de lance. Le désordre parmi les voitures était au comble, quand la cavalerie de la garde accourut et obligea tous ces barbares à s'enfuir les mains vides et aussi promptement qu'ils étaient accourus.

En jetant les yeux sur les événements postérieurs à la prise de Moscou, on se demande ce qu'il serait advenu, si le grand homme qui régnait alors sur notre pays avait été fait prisonnier! Sa gloire militaire y eut sans doute gagné, malgré les victoires qu'il remporta depuis, et les dernières années de sa carrière ne se seraient pas éteintes dans un abîme d'infortune. Enfin les peuples de l'Occident auraient eu le repos qu'ils ne purent conquérir que deux ans plus tard après une lutte acharnée et en se liguant tous ensemble contre un seul homme. Plus heureux encore, les enfants de la France n'auraient pas vu, malgré leurs héroïques mais inutiles efforts, le sol sacré de leur patrie occupé par les armées

étrangères. Singulier caprice du sort ! Si un cosaque avait étendu la main, la situation politique
de l'Europe aurait changé.

L'Empereur regagna Malo-Jaroslawetz, visita
le champ de bataille, et après un conseil auquel
assistaient Murat, le prince Eugène, Berthier,
Davout et Bessières, il se décida à effectuer sa
retraite vers le nord sur Mojaïsk, tandis que Kutusof
craignant une bataille décisive se retirait vers le
sud dans la direction de Kalouga ; celui-ci comptait avec raison sur l'âpreté du terrible hiver de la
Russie pour vaincre son redoutable adversaire.

Les Français et les Russes s'éloignaient donc
les uns des autres : les premiers vers le nord,
pour reprendre ensuite la route qu'ils avaient
suivie en venant ; les seconds vers les riches
plaines du midi.

L'ARMÉE FRANÇAISE SE DIRIGE SUR MOJAÏSK.

C'est le 26 octobre que fut décidée cette fatale
retraite à travers d'immenses plaines ruinées par
le passage de nos soldats et par les cosaques.
Sur plus de deux cent cinquante lieues d'étendue,
elle n'offre que les villes de Smolensk et Minsk
comme lieu de séjour et de réparation.

Le 28 octobre l'armée arriva à Mojaïsk où se trouvaient un grand nombre de malades français et russes. Larrey fit évacuer tous ceux qui étaient transportables, et réunit les autres dans un hôpital en leur assurant les secours nécessaires à leur état.

LES VIVRES COMMENCENT A MANQUER.

Il n'y avait pas dix jours qu'on avait quitté Moscou et déjà les vivres commençaient à manquer. Lorsque l'armée arriva à Kolotskoï, les premiers froids se faisaient sentir, car en traversant le champ de bataille de la Moskowa, on trouva congelés tous les cadavres des malheureux qui avaient péri dans ce combat. Le chirurgien en chef retrouva dans l'abbaye de Kolotskoï les officiers russes auxquels il avait sauvé la vie. Il obtint pour eux la permission de rester en Russie, et eut l'humanité de leur donner de l'argent afin qu'ils eussent la possibilité de se procurer auprès des juifs ambulants ce qui leur était indispensable pour leur complet rétablissement. Il les quitta en leur recommandant les blessés français qu'on ne pouvait pas transporter. Tous promirent leur protection. « Dieu seul a pu savoir s'ils payèrent cette dette contractée envers le meilleur des hommes ! » (Thiers, *Histoire du Consulat et de l'Empire*, t. XIV, p. 495.) Les autres blessés, placés sur les voitures, furent confiés aux soins des officiers de santé, chargés de les panser chaque jour tout en marchant et malgré la neige qui tombait. L'armée se rendit à Ghjat et ensuite à Wiazma, où l'Empereur attendit le prince Eugène et Davout, tandis que l'armée russe, ayant su notre pénible retraite, venait de suspendre la sienne vers le midi, et marchait sur le flanc gauche de l'armée française, se disposant bientôt à l'attaquer.

Pendant le séjour de vingt-quatre heures que le quartier général et la garde firent à Wiazma, le chirurgien Larrey fit panser les blessés français et russes qui étaient dans les hôpitaux, et ordonna l'évacuation vers la France de tous ceux de nos compatriotes qui pouvaient marcher. Les autres furent mis par ordre de l'Empereur dans ses caissons et ses voitures. Les chirurgiens de sa maison étaient chargés de leur donner des soins.

La ville de Wiazma, presque entièrement brûlée, était remplie de décombres qui rendaient la marche des équipages et de l'artillerie on ne peut plus difficile. Il en résulta pour l'arrière-garde, commandée par le prince Eugène, un retard qui donna le temps aux Russes d'arriver. C'étaient Miloradovitch, le Murat moscovite, et l'hetman Platow, tous les deux avec vingt mille hommes, qui attaquèrent le corps d'Eugène et de Davout, dont l'artillerie était en avant à Wiazma. Le combat fut terrible, et l'armée française eut quatre mille morts et blessés.

DÉSASTRE DE L'ARMÉE FRANÇAISE.

A partir de Wiazma, le désordre se mit dans l'armée, et, il faut bien le dire, ce fut la force des circonstances et la rigueur du climat qui en furent cause.

Le 6 novembre, le ciel s'obscurcit complétement et la neige commença à tomber, comme elle tombe en Russie, épaisse, lourde et continue. Tout sembla disparaître, excepté les noirs sapins couverts de givre, et de distance en distance, quelques restes de villages détruits et inutiles. Silencieux, et déjà glacés par le froid, la tristesse et la famine, les malheureux soldats suivaient cette route qui conduit à Smolensk; le visage fouetté sans cesse par une bise aigre, ils pouvaient à peine porter leurs armes. Les voitures avançaient difficilement ; à chaque instant, des chevaux s'abattaient pour ne plus se relever, et ils étaient immédiatement égorgés, et mis en pièces. Leur chair saignante servait de nourriture à ces soldats affamés.

Les cosaques, comme des loups et des chacals, mais trop timides pour attaquer, côtoyaient l'armée française sur la lisière des bois, cherchant l'occasion et épiant le moment où ils pourraient dépouiller quelques hommes isolés ou s'emparer des voitures abandonnées.

Le maréchal Ney commandait l'arrière-garde à la place du prince Eugène, et faisait des efforts héroïques pour protéger l'armée qui fuyait. Le désastre était si complet que des troupes de généraux, de colonels, d'officiers de tous grades marchaient par bandes, comme à l'aventure, chacun s'en tirant comme il pouvait.

Il ne fallait rien moins que le maréchal Ney à l'arrière-garde pour protéger, pour sauver l'armée. Cet homme d'un courage extraordinaire combattit pendant dix jours de Wiazma à Smolensk, défendant sa vie, un fusil à la main, comme un simple grenadier, donnant à tous l'exemple d'une intrépidité d'autant plus sublime qu'il avait à lutter contre le découragement universel. Grâce à lui l'armée put gagner Smolensk où elle espérait trouver des vivres et un peu de repos. Elle avait eu à supporter 19 degrés de froid pendant la route.

RETOUR DE L'ARMÉE FRANÇAISE A SMOLENSK.

Larrey arriva le 12 novembre à Smolensk ; mais dans cette ville les vivres étaient insuffisants. Il n'y avait pas de viande, et l'on trouvait çà et là dans les rues des squelettes de chevaux, dont on avait dévoré la chair. On ne put obtenir que des distributions incomplètes, de la farine de seigle, des légumes secs ; et l'on avait encore quarante jours de marche à faire, et on n'était encore qu'au commencement des horribles souffrances que l'on avait à endurer ! !

L'Empereur s'efforça de réorganiser l'armée qui arrivait par bandes à Smolensk; mais le désastre était trop grand pour qu'il fût possible d'y remédier.

Napoléon était sorti de Moscou, le 19 octobre, à la tête de plus de cent mille hommes et de cinq cents pièces de canon. Le 14 novembre, quand il quitta

Smolensk, il ne lui restait plus que trente-six mille hommes en état de se défendre, et cent cinquante pièces de canon qu'on pouvait à peine traîner. Il fallut, en effet, près de vingt-quatre heures à l'artillerie pour faire, en sortant de Smolensk, la première étape, qui n'était pourtant que de vingt kilomètres.

KUTUSOF.

Kutusof approchait, il côtoyait, il dépassait même l'armée française ; il pouvait l'anéantir en lui livrant une bataille décisive car il avait une armée de quatre-vingt mille hommes de bonnes troupes et une excellente cavalerie. Mais il ne voulut pas risquer une bataille parce qu'il espérait que le froid serait bien suffisant pour vaincre Napoléon. En effet, le thermomètre était à dix-neuf degrés Réaumur au-dessous de zéro, le vent était au nord-ouest, et par sa violence il rendait la marche presque impossible.

C'était bien le vent de la mort courant sur ces longues plaines de la Moscovie et de l'ancienne Pologne. Et pourtant, il fallait marcher si on ne voulait pas mourir. Le mouvement entretenait la chaleur et prolongeait la résistance vitale. Les malheureux qui se trouvaient sur les voitures tombaient, au contraire, dans un engourdissement qui les endormait bientôt pour toujours. Les cavaliers, en arrivant au bivouac tout immobiles, éprouvaient un besoin irrésistible de se chauffer, et ils contractaient la gangrène en approchant du feu des membres déjà congelés.

Le chirurgien Larrey allait toujours à pied, et ne s'approchait point des feux du bivouac, cette sage précaution l'a préservé de la congélation.

De Smolensk l'armée française se dirigea vers Krasnoé.

Elle était presque sans munitions, et à moitié morte de froid, de faim et de fatigue. Sur cette route de vingt-quatre lieues environ tout avait été brûlé. On se jetait sur les chevaux qui erraient sans maître ; ils étaient assommés, découpés en un instant et mangés sur place. Les femmes elles-mêmes voulaient leur part de ces horribles repas.

Le prince Eugène, séparé de Napoléon qui l'avait précédé dans la ville de Krasnoé, fut surpris par vingt mille Russes, auxquels il n'avait à opposer que quatre mille hommes, tristes restes de quarante-deux mille. Sa valeur et son sang-froid le sauvèrent ; et, après avoir combattu tout le jour, il trompa l'ennemi en allumant des feux sur un des côtés de la route tandis qu'il gagnait Krasnoé par un détour.

BATAILLE DE KRASNOÉ.

Le 17 novembre au matin, Napoléon fut attaqué par l'armée russe au moment où il sortait de Krasnoé. Il pouvait être pris si les ennemis avaient eu un peu d'audace, et peut-être l'aurait-il été sans l'arrivée de Davout. La vieille garde était là entourant son Empereur, et aucun ennemi n'osait approcher. On la démolissait peu à peu à coup de boulets et de mitraille, mais en se tenant hors de la portée de ses fusils. Il est étonnant que les Russes n'aient pas mis plus d'élan dans leur attaque, car Napoléon avait contre lui toutes les chances d'être pris ou tué ; mais sa destinée lui réservait une fin plus malheureuse !

Cette journée fournit douze cents blessés que Larrey fit porter à l'hôpital de Krasnoé. Il opéra les plus malades, et confia les autres aux soins des officiers de santé qui l'accompagnaient. Le 19 novembre, la température s'éleva de dix à douze degrés, au moment où l'Empereur et ce qui restait

de sa vieille garde gagnait la ville de Doubrowna.
On voyait le chef de l'armée à pied, un bâton
à la main. Il était bien inquiet sur le sort du
maréchal Ney, dont il ne recevait pas de nouvelles, et qui protégait à l'arrière-garde la vie de
toute l'armée.

NAPOLÉON A ORSCHA.

Arrivé à Orscha, on trouva quelques secours.
Larrey en profita pour ses blessés auprès desquels
il passa toute la nuit de son arrivée et le lendemain.

A Orscha, il ne restait autour de Napoléon
qu'une douzaine de mille hommes. N'ayant plus
d'armée, pouvant être cerné, il n'avait d'autre
parti à prendre que de gagner Minsk au plus tôt,
mais apprenant que le général russe Tchitchakoff
s'en était emparé le 16, il se décida à traverser
la Bérésina à Borisow.

Dans ce désastre immense, le chef de l'armée
avait conservé tout son empire sur lui-même;
c'était toujours le même calme apparent, la même
fermeté, la même grandeur. Le péril était partout,
et l'Empereur n'avait ni vivres, ni munitions, ni
armée, car on ne peut donner ce nom à quelques

milliers d'hommes qui l'accompagnaient. Deux armées redoutables lui coupaient la retraite et il n'avait même pas, pour leur échapper, la connaissance exacte du pays.

Prévoyant sa fin qui pouvait être prochaine, il brûla ses vêtements, ses papiers, tout ce qui, laissé au pouvoir de l'ennemi, aurait été comme une dépouille opime. A Orscha furent anéantis des documents historiques très-précieux que ce grand homme avait emportés, et avec lesquels il devait écrire l'histoire de son étonnante carrière. Une inquiétude bien grande agitait son cœur ; on était depuis quatre jours sans nouvelles du maréchal Ney.

Tout ce qui restait de la malheureuse armée était dans la consternation. Cet homme intrépide était-il vivant, était-il au pouvoir des Russes ?

Ne voulant pas quitter Orscha sans lui, le prince Eugène et deux mille hommes se dévouèrent à rétrograder la nuit pour le découvrir, et eurent l'inexprimable bonheur de le rencontrer. Le maréchal, avec six canons seulement et cinq mille soldats sans vivres et presque sans vêtements, avait eu à lutter contre quatre-vingt mille Russes commandés par Kutusof et soutenus par deux cents bouches à feu. Il avait ensuite franchi le Dniéper à demi dégelé, dans les eaux duquel il enfonçait jusqu'au genou, faisant craquer la glace à chaque pas, et toujours sur le point d'être englouti.

A la nouvelle que le maréchal Ney vivait encore, Napoléon transporté de joie s'écria : « J'ai plus de quatre cents millions dans les caves des Tuileries, je les aurais donnés avec reconnaissance pour la rançon de mon fidèle compagnon d'armes. »

Après le passage du Dniéper, Napoléon ne fut plus inquiété par Kutusof en personne. Ce général russe ne voulut pas franchir le fleuve ; mais on allait avoir d'autres ennemis à combattre.

PASSAGE DE LA BÉRÉSINA.

D'Orscha l'armée française se dirigea vers Borisow pour passer la Bérésina, mais le pont en avait été coupé.

La position des Français devenait très-difficile, ils pouvaient être poursuivis et atteints par l'armée de Kutusof et celle de Wittgenstein avant de passer la Bérésina. De l'autre côté de ce fleuve, Tchitchakoff se tenait prêt à les foudroyer au moyen d'une nombreuse artillerie.

Pour tromper ce général on fit ostensiblement des préparatifs qui lui donnèrent à penser que le passage de l'armée française s'effectuerait sous ses yeux, tandis qu'on établissait le pont à huit kilomètres plus haut, près du village de Studianka. La prévoyance du général Eblé, son dévouement et celui de ses pontonniers sauva les Français.

Le 24 novembre, à dix heures du soir, Napoléon quittait Borisow, et, en attendant que les ponts fussent terminés, il allait s'établir avec le quartier-général et la garde dans le château de Staroï-Borisow, situé à quatre kilomètres des travailleurs. Larrey passa la nuit sans dormir, et visita les blessés qu'on avait amenés.

L'Empereur veilla debout dans une grande anxiété, car le passage était impossible si les Russes voulaient seulement lancer quelques boulets sur les frêles ouvrages qu'on avait tant de peine à fixer. En effet, la Bérésina n'était pas assez gelée pour permettre le passage à pied sec, elle charriait des glaçons qui gênaient les pontonniers et qui bientôt causèrent la mort de plusieurs d'entre eux.

Les Français s'attendaient donc à livrer le

16.

lendemain un combat sans espoir aux Russes, placés de l'autre côté du fleuve. Quel ne fut pas leur étonnement quand aux premières lueurs du jour ils virent les troupes ennemies qui disparaissaient dans le lointain.

Vers une heure, le passage commença à être effectué sur un pont par l'infanterie, et trois heures plus tard sur un autre pont par l'artillerie et les bagages. Tchitchakoff, trompé par les simulacres de passage des Français, avait descendu le cours de la Bérésina, tandis que Napoléon remontait les rives de ce fleuve, et bientôt les deux armées se trouvèrent éloignées l'une de l'autre de 24 kilomètres. Heureusement pour les Français, le général russe reconnut trop tard son erreur.

L'armée franchit la Bérésina, mais à quel prix! Le pont qui servait aux voitures et à l'artillerie se brisa trois fois. La quantité de bagages était si grande, qu'il aurait fallu plus de cinq ou six journées pour leur transport au delà du fleuve.

Cinquante mille traîneurs, malades ou blessés, affluaient en même temps aux abords des ponts que l'Empereur et le maréchal Ney venaient de passer avec huit mille hommes. La division du général Partouneaux était devenue prisonnière de Wittgenstein. Ce général russe, à la tête de cinquante mille hommes, arrivait lui aussi vers les bords de la Bérésina; ses boulets et ses obus tombaient déjà au milieu de la foule qui était entassée sur la rive gauche du fleuve. Tous voulaient passer en même temps, sans considération de grade, ni d'âge, ni de sexe. Les voitures heurtaient, écrasaient des malheureux, qui, perdant l'esprit, montaient les uns sur les autres, et se jetaient dans le fleuve. D'autres s'ouvraient une voie cruelle, en massacrant impitoyablement avec leurs armes ceux qui obstruaient leur passage. Des femmes appelaient leurs maris, des enfants leurs mères, dont un accident ou un courant d'hommes les avait séparés. Mais on n'entendait que des clameurs immenses et le bruit des canons qui apportaient la mort et des obus qui faisaient explosion. Un certain nombre, abîmés par un désespoir sans paroles, s'étaient assis aux bords du fleuve, et dans l'hébétude et l'épouvante, ils regardaient sans voir, et mouraient bientôt de prostration. C'était partout une mêlée affreuse, des imprécations, des hurlements de fureur et des luttes; de là un désordre impossible

à dire, et une surchage qui rompit les ponts.
Et l'armée russe approchait de plus en plus, et
sa redoutable artillerie déchirait les flancs de cette
multitude comme un vil troupeau ! !

Quelques-uns sautaient sur des glaçons et se
risquaient sur ce fleuve, devenu rapide et dangereux par sa largeur, et la crue de ses eaux, et par
un vent impétueux, ou bien se jetaient à la nage,
et achevaient ainsi de mourir. On vit une mère,
en s'enfonçant dans les flots, élever les mains
vers le ciel en lui offrant son enfant, et mourir
ayant la conscience qu'une main protectrice
sauvait ce fruit de sa tendresse. On en remarqua
une autre qui, ayant essayé de traverser la Bérésina, sur un chétif batelet de bouleau, sombra sous
les glaçons avec ses deux enfants. Un artilleur
qui franchissait le pont s'en aperçut, et, n'écou-
tant que la voix de son cœur, il s'élança dans
l'eau glacée et parvint à sauver le plus jeune des
enfants. Comme celui-ci dans son désespoir appelait sa mère qu'il ne devait plus embrasser,
on entendit le canonnier lui dire en l'emportant
dans ses bras « qu'il ne pleurât point, qu'il ne
« l'avait pas sauvé de l'eau pour l'abandon-
« ner sur le rivage, qu'il ne le laisserait man-

« quer de rien , qu'il serait son père et sa
« famille [1] »

LARREY SUR LES BORDS DE LA BÉRÉSINA.

Dans cet immense désastre, qu'était devenu
l'illustre chirurgien en chef de la Grande Armée ?
Après avoir traversé· le fleuve avec la garde
Impériale, il s'aperçoit que plusieurs caisses d'instruments de chirurgie nécessaires à ses blessés
ont été laissées sur l'autre bord. Il repasse le
fleuve pour les avoir; mais à peine l'a-t-il franchi,
qu'il est entouré, pressé par cette foule délirante,
et il est prêt à périr étouffé au milieu d'elle.

C'est ici surtout qu'on peut juger de l'affection
sans bornes que cet excellent homme avait inspiré
aux troupes avec lesquelles il servait. A peine
s'est-il nommé, qu'il est saisi, et porté de bras
en bras avec une étonnante rapidité jusque sur
le pont et au-delà du fleuve où il trouve son
salut. De toutes parts on criait ; « Sauvons celui
qui nous a sauvés ; qu'il vienne, qu'il approche !»
Dans cet instant suprême, où la foule ne connaissait plus rien, la reconnaissance des soldats

[1] De Ségur, ouvrage cité.

plus forte que tous les sentiments humains, plus forte que la terreur même, les entraînait à rendre à leur chirurgien la vie qu'il leur avait tant de fois sauvée. L'Empereur lui-même n'avait pas obtenu cette preuve d'affection, car on avait été obligé d'employer la force pour lui faciliter une voie à travers la foule.

Pendant que le passage du fleuve était effectué par cette troupe informe, couverte de pelisses de femme, de manteaux de toute sorte, de couvertures de toutes couleurs, le maréchal Ney avec Oudinot livrait une bataille au général Tchitchakoff qui, mieux informé de la position véritable des Français, était revenu sur ses pas. Il avait avec lui vingt-sept mille hommes, mais il était trop tard ; Ney était déjà sur la rive droite du fleuve. Le général russe fut vaincu par les huit mille Français, Suisses et Polonais, commandés par l'illustre maréchal. Sur la rive gauche de la Bérésina le maréchal Victor, avec six mille hommes, protégeait les restes de l'armée et les traîneurs contre Wittgenstein, Platow, et leurs quarante mille Russes.

La pénurie de toutes choses était telle qu'en deux jours, le tiers de la vieille garde et la moitié de la jeune moururent sur les bords de ce fleuve funeste.

La bataille gagnée par le maréchal Ney sur Tchitchakoff fournit six à huit cents blessés que le chirurgien en chef fit diriger sur le village voisin, où il furent pansés et ensuite évacués sur Wilna par des chemins de traverse. Parmi les blessés des Français se trouvait le général Zayonchek, âgé de soixante-quinze ans, dont le genou droit venait d'être brisé par une balle reçue à bout portant. L'amputation est indispensable, Larrey la propose, le vieux général l'accepte ; mais on est sous le feu de l'ennemi, le froid est encore vif, la neige tombe, on n'a point d'abri, n'importe : deux officiers tiennent étendu le manteau du général au-dessus de lui, trois minutes se passent, le général est amputé. Larrey le panse et le place sur un traîneau qui l'emporte à Wilna. Le général est mort vice-roi de Pologne, à l'âge de 86 ans.

On fit trois mille prisonniers qui périrent presque tous de froid et de faim, après avoir successivement dévoré les cadavres de ceux d'entre eux qui avaient succombé.

Dans la nuit du 28 au 29 novembre, le maréchal

Victor, qui avait protégé le passage des Français sur la Bérésina, se présenta lui-même pour suivre ses compagnons d'armes, et fut obligé, à cet effet, d'employer la force.

Tous les équipages qui n'avaient pu franchir les ponts furent livrés aux flammes, et le lendemain matin, on mettait le feu au pont lui-même afin d'arrêter la marche des ennemis prêts à le franchir.

On eut la douleur d'abandonner à la merci des Russes, plusieurs milliers d'hommes, des femmes et quelques enfants qui n'avaient pas voulu profiter de la dernière nuit pour se transporter sur la rive droite, alors qu'ils pouvaient le faire librement, car le gros de la foule était passé.

Le 27 novembre, l'armée française composée de soixante mille hommes sans ensemble, quittait avec l'Empereur les bords de la Bérésina, et s'engageait dans des chemins de traverse au milieu des forêts et des marécages pour gagner la grande route à Smorgoni. Elle y arriva heureusement deux jours avant les Russes.

RETOUR DE L'EMPEREUR EN FRANCE.

L'Empereur jugeant que son retour immédiat

en France était indispensable, quitta l'armée dont il confia le commandement au roi de Naples.

Le froid qui avait augmenté depuis le passage de la Bérésina, atteignit 21 degrés Réaumur. On ne se battait plus pour la gloire, mais bien pour avoir un gîte, et ne pas mourir de froid pendant la nuit.

LE CHIRURGIEN LARREY A OCHMIANA.

Le 6 décembre, en arrivant à Ochmiana, le thermomètre de Larrey marquait 25 degrés ; il descendit à 26 pendant la nuit, et le lendemain, quand on se remit en route avant le jour, il en marquait 27. Pour donner un peu moins de prise à l'intensité du froid, les hommes se serraient les uns près des autres en marchant, et réunis par petites bandes, ils cheminaient de bivouac en bivouac.

Un petit nombre assez heureux pour avoir conservé un cheval, plaçaient sur lui quelques provisions, quelques ustensiles, jusqu'au moment où, la nourriture manquant, le cheval était dévoré. On s'aidait encore un peu les uns les autres, on cherchait à s'empêcher réciproquement de mourir. Mais bientôt, l'intensité du froid continuant, tous les sentiments humains disparurent ; l'instinct seul de la conesrvation persista. Encore tenait-on peu à la vie, car l'horrible hiver semblait avoir tout glacé.

Les petites réunions n'existaient plus, chacun allait devant soi, pour son propre compte, appuyé sur une branche d'arbre. Spectacle navrant ! Les guerriers qui avaient conquis l'Europe, ressemblaient à des spectres, se traînant silencieux à travers ces immenses plaines couvertes de neige, et au milieu de cette nature immobilisée par la mort. Bientôt on ne se battit plus, car il aurait fallu des armes, et on les avait abandonnées. L'ennemi d'ailleurs n'aurait pas eu la force de livrer bataille.

ACTION DU FROID SUR L'ARMÉE FRANÇAISE.

Dans cette épouvantable tourmente, il ne restait plus rien parmi ces hommes qui rappelât leur origine et leur nationalité. Généraux, soldats, colonels étaient mêlés, confondus les uns avec les autres, dans des accoutrements les plus bizarres et les plus hideux. Des lambeaux d'étoffes à moitié brûlés par les feux du bivouac les recouvraient en partie, leurs pieds étaient enveloppés dans des

morceaux de drap, car la plupart n'avaient plus
de chaussures. Ainsi travestis et défigurés, les
amis, les camarades des jeunes années avaient
eux-mêmes de la peine à se reconnaître. Et ils
allaient tout d'une pièce devant eux en trébuchant,
la barbe et les cils couverts de longs cristaux de
givre, et à moitié congelés par la mort qui n'attendait que le moindre accident pour les tuer tout
à fait. Malheur à celui qui s'abandonnait à un
sommeil trompeur, même pendant quelques minutes, il ne se réveillait pas! malheur à ceux qui
faisaient un faux pas et tombaient, ils n'avaient
plus la force de se relever! et si par hasard l'un
d'eux appelait d'une faible voix ses compagnons
d'infortune marchant à côté de lui, on ne lui ac-
cordait pas même un regard, et la colonne continuait à marcher, silencieuse elle-même comme
la nature qui l'environnait.

Le froid était si meurtrier que la douzième
division militaire, partie de Wilna pour aller à
Ochmiana au-devant de la vieille garde, périt
presque tout entière. Sur douze mille hommes
qui la composaient, trois cent cinquante seulement
survécurent. A Miedneski, le froid augmenta
encore, et le chirurgien en chef constata 28 degrés

au thermomètre Réaumur, suspendu à une bou-
tonnière de son habit. Que dire de plus? On vit
les oiseaux de ces régions septentrionales, surpris
par un hiver inconnu, essayer en vain de gagner le
centre de l'Europe, et tomber roidis par le froid
sous les pas même des Français.

ARRIVÉE DE LARREY A WILNA.

Ceux qui eurent le bonheur, comme Larrey,
de gagner Wilna devaient non-seulement avoir
une grande force morale, mais encore une constitution physique pour ainsi dire exceptionnelle.
Ce chirurgien d'une trempe si énergique, et l'un
des hommes les plus robustes de l'armée, était
à bout de ses forces et de son courage, et
prêt à tomber lorsqu'il arriva dans la soirée du
9 décembre dans l'hospice de Wilna. Les sœurs
grises de la Charité le reçurent d'une manière
touchante, et lui prodiguèrent les soins les plus
délicats.

En même temps que Larrey, quarante mille
fuyards envahissaient la Lithuanie. Aux soixante
mille hommes qui avaient passé la Bérésina,
s'étaient jointes vingt mille recrues. Eh bien! sur
cette masse de quatre vingt mille hommes, la

moitié environ était morte dans les quatre jours précédents. Wilna se trouva immédiatement dans un désordre extrême. Toutes les auberges et les boutiques de liquoristes furent envahies et bientôt épuisées. On pilla les magasins, on méconnut la voix des chefs auxquels il était indispensable d'obéir, car l'ennemi arrivait.

Pendant ce tumulte, l'illustre chirurgien en chef, un peu réconforté, réunissait dans l'hôpital de la Charité les chirurgiens malades et les principaux officiers blessés, il assurait l'exécution du service, et remettait aux malheureux qu'il y laissait des lettres de recommandation pour les médecins en chef de l'armée russe.

Dans la nuit du 10 au 11 décembre, Larrey rejoignit la garde dans les faubourgs de Wilna et se mit bientôt en mesure de la précéder à Kowno.

Les hommes qui survivaient à la Grande Armée éprouvaient un bonheur inexprimable d'être arrivés à Wilna, de pouvoir manger, se vêtir, se reposer un peu, lorsque le 11 au matin, les cosaques envahirent les abords de la ville. C'était l'avant-garde de Tchitchakoff et de Kutusof que suivait Wittgenstein.

On prit les mesures nécessaires pour évacuer

17.

Wilna, mais sur les quarante mille hommes qui étaient entrés dans cette ville, vingt mille y demeurèrent soit par force, soit volontairement. Les uns et les autres eurent à s'en repentir.

Les juifs avaient accueilli et même attiré dans leurs maisons une partie de nos blessés. Quand l'ennemi eut investi Wilna, ils les dépouillèrent et les jetèrent nus par les fenêtres aux yeux des cosaques qui massacrèrent ceux que le froid n'avait pas encore fait mourir.

Cependant les Français, avec les bagages et ce qui restait du trésor, prirent la route de Kowno. Mais, à quatre kilomètres de la ville de Wilna, se trouve la rude colline de Ponari, qui était en ce moment infranchissable. Les hommes en passant la tournèrent, mais les caissons et les chariots suivirent la route pour la gravir. La grande quantité de neige qui était tombée empêcha les voitures d'avancer. Celles-ci s'accumulèrent, s'embarrassèrent les unes dans les autres, et finalement, les canons, les blessés, le reste du trésor s'élevant à 10,000,000 de francs devinrent en partie la proie des cosaques. Un certain nombre de blessés furent emportés sur les épaules mêmes de leurs camarades.

Des actes de dévouement semblables avaient eu lieu au passage de la Bérésina, et dans d'autres circonstances très-difficiles.

HÉROÏSME DU MARÉCHAL NEY.

Que dire de l'héroïsme du maréchal Ney pendant cette fatale retraite de Russie ? aucune louange ne pourrait s'élever à la hauteur du mérite d'un pareil homme. Sa grandeur d'âme, sa patience, son calme intrépide ne fléchirent pas un moment contre son terrible ennemi, le froid moscovite. Les armées russes et le climat si meurtrier de leur pays ne purent vaincre ce guerrier, dont le courage fut aussi grand que les obstacles qu'il avait à surmonter.

Un homme peut lui être comparé pour le dévouement, pour l'énergie, pour l'amour du devoir. C'est Larrey, qui, malgré des fatigues inouïes, puisait en lui-même de nouvelles forces pour assurer à ses blessés les secours dont ils avaient besoin ; Larrey qui, manquant de pain et des choses les plus indispensables à la vie, était la providence de tous les malheureux ; Larrey qui, au milieu de la dissolution de l'armée, consacrait au service des malades les restes d'une vie prête à s'éteindre [1].

Arrivé à Kowno, il y trouva le docteur Ribes, son ami, épuisé par la faim et la fatigue ; il lui prodigua ses soins, s'empressa de visiter tous les hôpitaux, et fit évacuer, sur la petite Prusse, les blessés qui avaient assez de force pour marcher. Il confia les autres à la garde d'un certain nombre d'officiers de santé.

Larrey quitta Kowno, le 14 décembre, avec quelques soldats de la garde. D'abord poursuivis pendant quelque temps au delà de la ville par les cosaques, ils furent bientôt libres de toute inquiétude et continuèrent paisiblement leur route. C'est alors que nos alliés des différentes nations, prirent chacun la route de leur pays, tandis que les Français se dirigeaient vers Gumbinen.

---

[1] On pourrait croire que son grade supérieur le mettait au-dessus du besoin et qu'il ne manqua jamais de nourriture ; ce serait une erreur. Pendant cette malheureuse retraite, presque tout le monde était dans un dénuement absolu. Larrey passa trois jours entiers sans rien manger, sans rien prendre. Il n'avait trouvé que deux ou trois tasses de café pur, et sans sucre, quand un ami lui donna un verre de vin de Bordeaux, et lui sauva peut-être la vie, car les tortures de la faim qu'il endurait depuis plusieurs heures cessèrent tout à coup.

ARRIVÉE DES FRANÇAIS A GUMBINEN.

« Trois mille hommes, dit Larrey, des meil-
« leurs soldats de la garde, tant d'infanterie que
« de cavalerie, presque tous des contrées méridio-
« nales de la France, étaient les seuls qui eussent
« vraiment résisté aux cruelles vicissitudes de
« la retraite ; ils possédaient encore leurs armes,
« leurs chevaux et leur attitude guerrière ; les
« maréchaux ducs de Dantzick et d'Istrie étaient
« à leur tête ; les princes Joachim et Eugène
« marchaient au centre de cette troupe, que
« l'on pouvait considérer comme le reste d'une
« armée de plus de 400,000 hommes [1], que les
« habitants du pays avaient vu défiler, six mois
« auparavant, dans toute sa force et dans tout
« son éclat. L'honneur et la gloire des armées
« françaises s'étaient en quelques sorte retranchés
« dans ce petit corps d'élite. »

C'est avec ces nobles et glorieux débris, c'est
au milieu de ce bataillon sacré, que l'illustre chirurgien en chef rentrait à Gumbinen. Quel bonheur
de faire paisiblement un repas complet et de coucher dans un bon lit ! Depuis Moscou c'était la pre-

[1] 533 mille avec les renforts.

mière fois que Larrey éprouvait cette jouissance.

Les troupes firent séjour à Gumbinen et reçurent quelques détachements des gardes napolitaines avec plusieurs pièces de canon et de la cavalerie. Des soldats épars vinrent se réunir à ce noyau d'une nouvelle armée. Les vivres furent désormais distribués régulièrement, et les soldats eurent des abris salubres et chauds contre le froid qui était encore très-intense. On trouva des habits neufs dans les magasins français des premières villes de la vieille Prusse ; ils furent donnés aux soldats qui poursuivirent leur route vers la ville de Kœnigsberg où ils entrèrent en bon ordre, le 25 et le 26 décembre, par un froid de 22 degrés Réaumur. Larrey avait précédé les troupes dans cette ville afin d'y organiser les hôpitaux.

Le chirurgien en chef de la Grande Armée a observé que les hommes à tempérament sanguin, comme ceux du midi de la France et les Italiens, résistaient beaucoup plus à l'action du froid, que les hommes à tempérament lymphatique, comme les Hollandais, les Hanovriens et les Prussiens. Les Hollandais du 3me régiment des grenadiers de la garde étaient au nombre de 1,787, il y en eut seulement 44 qui survécurent. Les Russes eux-mêmes, et toutes choses étant égales d'ailleurs, ont éprouvé une plus grande mortalité que les Français.

L'armée de Kutusof, qui était de cent vingt mille combattants au commencement de la retraite, ne comptait plus que trente cinq mille hommes lorsque l'armée française arriva dans la ville de Wilna. Les soldats de Wittgenstein, au nombre de cinquante mille, se trouvèrent réduits à quinze mille, et on assure que sur dix mille Russes partis de l'intérieur et dirigés sur Wilna en prenant toutes les précautions possibles contre l'hiver, il n'en arriva dans cette ville que dix-sept cents[1]. Les armées russes étaient si engourdies par le froid de ce terrible hiver qu'elles ne distinguaient même plus les prisonniers français qui marchaient au milieu de leurs colonnes. Plusieurs de ceux-ci, entreprenants et audacieux, attaquèrent des Russes isolés, s'emparèrent de leur uniforme et de leurs armes dont ils se couvrirent, et marchèrent pendant un mois au sein même de l'armée russe sans avoir été reconnus.

ARRIVÉE DE LARREY A KŒNIGSBERG.

Le 24 décembre, Larrey était arrivé à Kœnigs-

[1] De Ségur, ouvrage cité.

berg, épuisé de fatigue.' Le **22**, il inspectait les hôpitaux de la ville. Accompagné du médecin en chef Gilbert, il donnait aux chirurgiens les instructions nécessaires pour le pansement des plaies gangréneuses, causées par le froid, et conseillait l'application de l'onguent styrax comme devant favoriser le ramollissement et l'élimination de l'escarre. Il ordonnait la répartition dans les hôpitaux des officiers de santé qu'il avait ramenés de l'armée. Ils étaient indispensables, car le nombre des blessés dans Kœnigsberg s'élevait à près de dix mille. Larrey fit évacuer vers Elbing et Dantzick, au moyen de traîneaux disposés sur le Frich-Haff congelé, tous les malades en état de supporter le voyage et l'on ne conserva dans Kœnigsberg que ceux de la garde et de l'état-major.

Larrey rendit compte au roi de Naples et à l'intendant général comte Daru des opérations pratiquées depuis la sortie des troupes de Moscou jusqu'à leur arrivée à Kœnigsberg.

Épuisé par tant de fatigues et de travaux, l'illustre chirurgien tomba gravement malade de la *fièvre catarrhale de congélation*, espèce de typhus, résultat des influences climatériques qu'il avait subies. Chose remarquable ! il fut soigné et guéri en quelques jours par son hôte et son ami qui n'était pas médecin, mais qui, très-intelligent, et connaissant par expérience cette redoutable maladie, sut lui administrer les remèdes convenables. Le 31 décembre, Larrey entrait en convalescence.

Le 2 janvier 1813, le maréchal Macdonald qui devait marcher sur Riga, avec le général en chef prussien d'York, fut contraint de battre en retraite sur Kœnigsberg, car on allait avoir la guerre avec la Prusse. Les hôpitaux, les arsenaux, les magasins avaient été évacués le 1er janvier. Le lendemain Macdonald entrait à Kœnigsberg, et l'ennemi arrivait sous les murs de cette ville pendant la nuit suivante.

Larrey, malgré l'affaiblissement de ses forces, fut obligé de partir et se dirigea vers Ebing et Francfort-sur-l'Oder ; il arriva le 10 février dans cette ville. Le thermomètre marquait encore 11 degrés de froid. Les vieillards de la Russie et de la Pologne ont dit à Larrey n'avoir jamais subi un hiver aussi long et ausi rigoureux.

Il constata que, pendant toute la retraite, il ne s'était déclaré aucune maladie interne. Les soldats n'étaient obligés de s'arrêter que lorsqu'ils avaient les mains ou les pieds gelés. En arrivant, au contraire, dans les villes de la vieille Prusse, où l'on trouva des aliments et des chambres bien chauffées, un grand nombre de militaires qui avaient résisté aux fatigues et au froid de la retraite, furent atteints d'une maladie que Larrey désigne sous le nom de *fièvre méningite catarrhale de congélation.* Beaucoup d'hommes moururent de cette affection. C'est l'espèce de typhus dont Larrey faillit être victime. Elle était contagieuse et se répandit chez les habitants des villes où l'armée séjourna. De Berlin, le baron Larrey se rendit à Leipzig, où il arriva le 9 mars.

Le prince Eugène avait succédé à Murat dans le commandement des troupes. Larrey quitta Leipzig, se dirigea sur Halle et fit évacuer les malades sur Magdebourg, où il était vers la fin du mois de mars. Le prince Eugène eut un premier engagement le 6 avril avec les Prussiens, puis un second qui fournit 5 à 600 blessés que Larrey fit panser dans les hôpitaux de Mersebourg.

X

DEUXIÈME CAMPAGNE DE SAXE.

Le prince Eugène et sa petite armée auraient infailliblement succombé si Napoléon avec des troupes nouvelles n'était venu à son secours.

La réunion de l'Empereur et du vice-roi eut lieu le 1ᵉʳ mai. Larrey reçut l'ordre de quitter Merse-bourg et de rejoindre le quartier général à Lutzen. Il arriva dans cette ville le 2 mai à 11 heures du matin, au moment même où une grande bataille allait avoir lieu. Napoléon, apercevant le chirur-gien en chef, se dirigea vers lui : « Vous arrivez fort à propos, lui dit-il, allez dans la ville choisir les locaux nécessaires pour recevoir les blessés de la bataille qui va se donner, et prenez vos mesures pour leur faire donner tous les secours nécessaires. »

On sait que ces batailles furent gagnées par de jeunes soldats français, qui combattaient pour la première fois. Français et Prussiens, tous les blessés furent relevés et apportés dans la petite ville de Lutzen, convertie presque tout entière en hôpital.

Larrey partit bientôt pour Dresde, où se trouvaient le quartier général et la garde. L'armée française quitta cette capitale le 19 mai et arriva le 21 à Bautzen où l'ennemi avait pris position sur une suite de collines circulaires qui avoisinent les frontières de la Bohême.

Le 21 au soir, Larrey fit préparer des salles pour recevoir les blessés du lendemain, car une grande bataille était inévitable.

Le lendemain de grand matin, il était sur le champ de bataille avec ses ambulances légères. L'action fut vive, la victoire indécise un moment, mais les jeunes troupes de l'armée de Napoléon montrèrent une ardeur et un élan qu'on n'avait pas vus depuis bien des années. En enlevant toutes les redoutes ennemies, sur les hauteurs de

Wurschen, elles décidèrent la victoire en leur faveur. Hélas ! la France donnait en ce jour le sang généreux de ses derniers enfants. Leurs aînés étaient morts en Italie, aux Pyramides, à Saint-Jean-d'Acre, en Espagne, sur tous les champs de bataille de l'Europe, et le vent du pôle venait naguère d'ensevelir sous les neiges de la Russie tous ceux qui avaient résisté aux sanglants combats de la République et de l'Empire. La gloire acquise par de tels sacrifices est trop chèrement payée.

La bataille de Bautzen fournit six mille cinq cents blessés, dont Larrey commença les pansements pendant l'action. Les trois premiers jours furent consacrés par lui aux graves opérations qui furent pratiquées dans la ville.

MORT DU MARÉCHAL DUROC, DUC DE FRIOUL.

Napoléon, poursuivant l'ennemi, voulait avoir près de sa personne le chirurgien en chef de l'armée. Larrey reçut l'ordre de le rejoindre l'Empereur et arriva au moment où le maréchal Duroc, duc de Frioul, venait d'être frappé mortellement. Vers la fin de la bataille un boulet ennemi lancé à toute volée frappa un arbre près de Napoléon, et, ricochant, traversa le corps du général du génie

Kirgener et rasa ensuite le ventre de Duroc. La peau de cette région avait été emportée, et les intestins étaient perforés en plusieurs endroits. Larrey trouva le maréchal déposé dans une chaumière près de Haynau. « Je t'attends avec bien de l'impatience, mon cher Larrey, lui dit-il, tu vas me rendre le dernier service d'un ami : je sens que ma plaie est au-dessus des ressources de ton art ; mais fais cesser, je te prie, les tourments horribles auxquels je suis en proie depuis trente heures, et tu recevras mes tendres et derniers adieux. » Duroc mourut quelques heures après ; il était le compagnon d'Egypte et l'ami de Larrey. Ainsi disparaissaient, les uns après les autres, ces hommes d'une époque héroïque.

Napoléon se trouvait à Neumarkt lorsqu'il reçut et accepta la demande d'un armistice. Son armée se rendit à Dresde, où étaient le plus grand nombre des blessés de Bautzen, que l'on avait portés dans la capitale au moyen de brouettes très-nombreuses dans le pays. Larrey organisa complétement les hôpitaux de Dresde, et fut puissamment secondé par le roi de Saxe lui-même qui était rentré dans sa capitale. Ce vertueux monarque avait été accueilli par des acclamations unanimes et par les témoignages du plus grand amour.

Comme on espérait avoir la paix et avec elle un peu de repos, Larrey ouvrit un cours de chirurgie pratique et clinique, auquel assistèrent les chirurgiens français et les médecins saxons, heureux les uns et les autres de pouvoir profiter des leçons d'un professeur d'une si grande expérience.

Cette campagne de Saxe avait été glorieusement entreprise par de jeunes troupes inexpérimentées dans l'art militaire. Pendant la chaleur de l'action, un grand nombre de ces jeunes gens avaient eu un ou plusieurs doigts de la main emportés.

ENQUÊTE SUR LES BLESSÉS DE LUTZEN ET BAUTZEN.

Comme le nombre des blessés fournis par les batailles de Lutzen, Bautzen et Wurschen était fort grand, quelques personnes, soit par ignorance, soit par flatterie, insinuèrent que beaucoup de ces blessés s'étaient mutilés volontairement afin d'être réformés du service. Tous ceux qui avaient les mains traversées par des balles, ou les doigts emportés, se trouvaient sous les coups de cette accusation. Cette infâme calomnie jeta l'Empereur dans une grande inquiétude, et souleva son indignation. Il donna l'ordre de réunir les hommes estropiés et de les enfermer dans les bâtiments de la douane, à un kilomètre de Bautzen; il y en avait 2,632. Larrey ne voulut pas ajouter foi à l'accusation portée contre nos malheureux soldats. L'Empereur, lui demanda s'il était possible de distinguer les plaies faites par l'ennemi de celles que l'on se ferait soi-même. La demande avait rapport aux blessés de Lutzen et de Bautzen. Le chirurgien en chef répondit, que toutes choses étant égales d'ailleurs, « nul médecin ne pouvait établir la moindre différence entre ces deux sortes de blessures. »

L'opinion de Larrey se trouvait en désaccord avec celle de plusieurs de ses collègues. L'Empereur ne put être convaincu par les assertions du chirurgien de sa garde. Il le nomma président d'une enquête, et lui dit avec une sorte de brusquerie : « Allez, monsieur, vous me ferez vos observations officiellement; allez remplir votre devoir. » L'enquête dura plusieurs jours et fut faite avec toute l'attention, tous les soins imaginables, par cinq chirurgiens, auxquels un officier supérieur de l'état-major et un officier de gendarmerie avaient été adjoints par le grand-prévôt de l'armée.

L'examen des blessés démontra que les plaies des mains provenaient du défaut d'habitude dans le maniement des armes. Ainsi les soldats du troisième rang, en faisant feu, appuyaient involontairement le canon de leur fusil sur les mains de leurs camarades du premier rang, et les blessaient de cette façon plus ou moins grièvement. Dans la précipitation de l'action, ils se blessaient aussi eux-mêmes involontairement, comme l'illustre chirurgien, leur défenseur, l'avait observé bien des fois dans d'autres circonstances.

Enfin, il est à noter qu'aux batailles de Lutzen et de Wurschen, les jeunes soldats accusés chargèrent l'ennemi en escaladant les collines; que par conséquent ils avaient toujours les mains élevées en tenant leur fusil, obligés qu'ils étaient de le diriger vers l'ennemi. Les projectiles de celui-ci devaient donc atteindre de préférence les mains des conscrits de Napoléon, qui se présentaient ainsi les premières dans le moment même du tir.

Chaque blessé eut son procès-verbal, et il fut prouvé par l'enquête que toutes les blessures avaient été reçues involontairement.

Lorsque le travail fut fini, Larrey se rendit auprès de Napoléon, qui lui dit : « Eh bien ! mon- « sieur, persistez-vous toujours dans votre opi- « nion ? » — « Je fais plus, sire, je viens la prouver « à Votre Majesté ; cette brave jeunesse était « indignement calomniée ; je viens de passer « beaucoup de temps à l'examen le plus rigou- « reux, et je n'ai pas trouvé un coupable. Il n'y « a pas un de ces blessés qui n'ait son procès- « verbal individuel ; de nombreuses liasses me « suivent, Votre Majesté peut en ordonner l'exa- « men. » — C'est bien, monsieur, dit l'Empereur, « je vais m'en occuper. »

Marchant alors à pas précipités, comme il le faisait souvent, lorsqu'il était agité, très-heureux d'apprendre que ses soldats étaient innocents, très-satisfait surtout de la manière décidée dont le chirurgien en chef de sa garde lui faisait connaître la vérité, Napoléon ému s'arrête tout- à coup, prend la main de Larrey, et dit à cet homme courageux et juste : « Adieu, Monsieur « Larrey ; un souverain est bien heureux d'avoir « auprès de lui un homme tel que vous ; on vous « portera mes ordres. » Le baron Larrey reçut, le soir même, le portrait de l'Empereur, enrichi de diamants, et une pension de trois mille francs sur l'État, en dehors de toute récompense acquise par ses grades et ses services.

Larrey n'avait point interrompu le cours de ses leçons de chirurgie pratique et clinique. Il faisait en outre, chaque jour, la visite d'une grande quantité de blessés.

RETRAITE DE LA CAMPAGNE DE SAXE.

Le 15 août 1813, l'armistice expira, et de part et d'autre on se prépara à une dernière lutte. Les hostilités commencèrent par un combat d'avant-gardes, qui eut lieu, près de la petite ville de Lowenberg, entre l'armée austro-russe et les Français.

Napoléon allait avoir à combattre l'Europe entière. Ce combat d'avant-gardes fournit huit cents blessés. L'Empereur, informé qu'une armée autrichienne avait investi la ville de Dresde, revient sur ses pas, vers la capitale de la Saxe, remporte sur les Autrichiens une sanglante victoire, et leur prend vingt drapeaux et quarante pièces de canon.

Les Français eurent six mille cinq cents blessés, qui furent reçus et pansés dans les hôpitaux de Dresde avec ceux de l'ennemi.

Larrey eut un certain nombre de ses malades atteints de tétanos ; il en sauva quelques-uns, au moyen de l'application du fer rouge sur les plaies, et par l'amputation, quand la blessure avait désorganisé un membre.

La victoire de Dresde aurait eu des résultats immenses pour Napoléon, si Vandamme n'avait pas été battu dans les défilés de Tœplitz, et si nos autres corps d'armée n'avaient pas éprouvé des échecs devant Berlin.

Les ennemis profitèrent immédiatement de ces circonstances pour réunir leurs forces, et essayer d'arrêter Napoléon dans sa route de retraite à Leipzig. L'Empereur quitta la capitale de la Saxe, dans la journée du 7 octobre, en laissant le commandement de cette place importanteau maréchal Gouvion Saint-Cyr.

Larrey assura le service de six mille malades, qu'on était obligé de laisser dans Dresde, et recomposa les ambulances du quartier général.

BATAILLE DE LEIPZIG.

En arrivant le 14 octobre à Leipzig avec l'armée, Larrey prit immédiatement les mesures nécessaires pour assurer de prompts secours mais la nuit qui survint nous empêcha de remporter la victoire.

Il n'est pas inutile de rappeler que l'armée française était composée d'un grand nombre de recrues, venues de Dresde, à marches forcées sur le lieu du combat. La fatigue excessive, résultant de cette marche, et de la longue durée de la bataille, les empêcha de vaincre tout à fait. Hélas! ce n'étaient plus les vieilles troupes qui avaient triomphé à Austerlitz.

L'empereur Napoléon faisait, mieux que personne, la distinction entre les soldats qu'il employait actuellement et ceux d'autrefois. Il trouvait bien chez ceux-ci la même bravoure, car, en France, tout le monde est soldat, mais il ne pouvait pas autant compter sur leur résistance à la fatigue, parce qu'il étaient beaucoup plus jeunes et moins aguerris. Aussi avait-il augmenté considérablement son artillerie, pour donner plus d'énergie à ses moyens de destruction. Ses adversaires, qui avaient fini par apprendre les secrets et la tactique de la grande guerre, en la faisant avec ou contre lui, adoptèrent aussi les nombreuses bouches à feu sur le champ de bataille. De là des plaies énormes, et d'épouvantables fracas chez nos blessés.

La bataille de Leipzig en fournit six mille cinq cents que Larrey pansa sous le canon de l'ennemi. Le sixième de ces malheureux avait été atteint par le boulet. Les généraux Latour-Maubourg et Camas, grièvement blessés, reçurent les soins du chirurgien en chef. Le premier de ces officiers généraux fut atteint au genou gauche par un gros biscaïen qui brisa l'articulation, et nécessita l'amputation de la cuisse. Le général Camas eut les muscles du mollet droit emportés par un boulet, mais il fut assez heureux pour conserver son membre, et il a guéri sans claudication.

Tous les blessés furent transportés à Leipzig, et soignés avec la plus grande charité par les habitants.

Cependant les ennemis, ayant reçu des renforts considérables, et certains de pouvoir écraser Napoléon par les masses énormes de leurs nombreux bataillons, attaquèrent de nouveau les Français, le 18 octobre au matin, c'est-à-dire trente-six heures seulement depuis la fin de la bataille précédente. Cette mêlée gigantesque et furieuse fut appelée par les Allemands : *bataille des nations*. Nos troupes firent des prodiges de valeur, et elles étaient sur le point de triompher, lorsque les Bavarois et les Saxons

qui combattaient dans nos rangs passèrent à
l'ennemi. Les Français, en voyant cette défection,
allèrent en avant avec une sorte de rage; pendant 12 à 14 heures, ils luttèrent avec avantage
contre des forces considérables, et restèrent maîtres
du terrain. Mais de nouveaux renforts étaient arrivés pour nous combattre, et nos ennemis se trouvaient réunis en si grand nombre que la victoire,
dans de telles conditions, devenait impossible.

SORTIE DE LEIPZIG.

Le 19 octobre, entre minuit et une heure du
matin, Napoléon effectua sa retraite. Triste coïn-
cidence ! il y avait juste une année qu'il avait
quitté Moscou.

Les blessés de cette dernière bataille étaient en
très-grand nombre. Larrey pratiqua des amputations pendant les vingt-quatre premières heures,
et dirigea les pansements de tous les malades.
Plusieurs d'entre eux, à peine opérés, se mirent en
route pour la France, pendant que les communications étaient encore libres. Les autres furent
soignés dans la ville de Leipzig, et l'on évacua
ceux de la garde dans des caissons de l'administration, à la suite de l'armée.

La retraite des soldats de Napoléon s'effectua avec ordre jusqu'au matin. C'est avec promptitude, mais par une marche méthodique que les troupes franchirent le pont de Leipzig. Ce pont du chemin de retraite avait été miné. On devait le faire sauter lorsque l'armée l'aurait franchi, et quand les ennemis, accourus sur les traces de l'Empereur, voudraient à leur tour suivre la route de France.

EXPLOSION DU PONT DE LEIPZIG.

Le 19 octobre au matin, les Français continuaient à traverser le pont de Leipzig, lorsque l'armée ennemie, informée du mouvement de retraite, attaqua l'arrière-garde jusque sous les murs de la ville, et lança de gros projectiles même sur les maisons. La confusion se mit alors dans l'armée française, et par une erreur déplorable, on fit sauter le pont, avant qu'elle eût effectué son passage ; en sorte qu'il resta dans Leipzig, par le fait même de cette catastrophe, un nombre considérable de soldats, tous les équipages et une grande partie de l'artillerie.

Larrey venait de franchir le pont, lorsque l'explosion eut lieu. Presque tous les officiers de santé des ambulances s'échappèrent avec lui; mais leur matériel resté dans la ville fut perdu.

L'armée se dirigea sur Hanau. Elle avait à peine traversé la ville, qu'elle eut à combattre les Bavarois, commandés par de Wrède.

Ce général, ayant passé le Mein, s'était retranché sur la route de retraite, entre le fleuve et des terrains marécageux. Les Français devaient donc l'écraser ou se rendre à discrétion.

La position était des plus critiques; aussi l'action fut-elle très-vive et se prolongea-t-elle pendant la nuit. Napoléon, à la tête de sa garde, triompha des Bavarois dont un grand nombre furent tués. Les autres repassèrent le Mein, et, pendant quelque temps, on crut que leur général avait succombé. Les Français étaient vainqueurs; ils s'étaient emparés d'une partie de l'artillerie bavaroise, et leurs communications étaient libres.

Les heures qui suivirent cette bataille furent des plus pénibles pour les Français. Loin de toute habitation, sans subsistances et sans fourrages, ils bivouaquèrent pendant cette longue et froide nuit d'automne. Ce fut une des plus rudes épreuves que le chirurgien en chef ait jamais eu à subir. Pourtant il opéra et pansa tous ses blessés.

19.

Le matériel de ses ambulances ayant été perdu à Leipzig, il se servit des instruments de sa trousse qu'il portait toujours avec lui sur son cheval. Ne possédant plus de linge à pansement, il prit le sien et emprunta celui de ses collaborateurs pour les blessés, et fut, comme toujours, la providence des malheureux.

Parmi les militaires qu'il opéra sur le champ de bataille se trouvait un lieutenant des chasseurs à pied de la garde, nommé Robsomen, dont l'avant-bras gauche avait été emporté par un boulet. (Cette observation intéressante démontre l'utilité de l'amputation immédiate lorsque tout espoir de conserver un membre est perdu. L'officier qui en fait le sujet a eu la vie sauve, grâce à la promptitude du baron Larrey à l'opérer.) Pendant qu'on l'amenait au chirurgien en chef, il fut atteint d'un autre boulet, qui lui emporta presque entièrement la jambe droite près de l'articulation du genou. Son père, capitaine dans les chasseurs, était accouru à la nouvelle du premier accident. Il trouva son malheureux fils étendu presque sans souffle sur le sable, et doublement mutilé. Malgré sa douleur, le capitaine, en véritable soldat de Napoléon, était homme d'action ; il vit qu'il n'y avait pas un instant à perdre, et, prenant son fils sur ses épaules, il le porta immédiatement au chirurgien en chef près du lieu même du combat.

Le baron Larrey était seul en ce moment avec un de ses élèves, et il avait à pratiquer une opération urgente et indispensable, il cherchait des aides, lorsque le capitaine lui dit : « Vous pouvez compter sur moi, monsieur, puisqu'il s'agit de sauver la vie à mon fils. »

Le père fut admirable de calme et de sang-froid, et son fils subit l'amputation de ses deux membres sans pousser un cri.

Tels étaient les hommes de cette époque héroïque ; malheureusement, la guerre, la grande guerre contre l'Europe entière les avait dévorés presque tous ; maréchaux, officiers et soldats étaient morts pour leur Empereur et pour cette France qui, après avoir tout possédé, était elle-même sur le point de périr.

TYPHUS DE MAYENCE.

Les blessés furent portés dans Hanau ou évacués sur Francfort, et l'armée se dirigea vers Mayence, où elle arriva pendant la nuit du 1er au

2 novembre 1813. Larrey ne fit qu'un bref séjour dans cette ville, ét reçut l'ordre de se rendre à Metz, en inspectant successivement tous les hôpitaux qui se trouvaient sur la ligne d'évacuation entre Mayence et Metz.

Il visita tous les dépôts d'évacuation. Ceux placés entre Mayence et Sarrebruck étaient dans un état déplorable.

Par suite de l'encombrement des malades, le typhus contagieux s'était déclaré dans les hôpitaux de Mayence, et avait gagné successivement la plupart des dépôts d'évacuation jusqu'à Sarrebruck.

Larrey fut obligé de passer une partie des nuits à faire enlever, et à enlever lui-même des cadavres en putréfaction depuis plusieurs jours et gisant sur de la paille pourrie, pêle-mêle avec les vivants. A Landstoul, vingt-cinq cadavres en pleine putréfaction étaient dans l'église, située au milieu de la ville, et personne n'osait les inhumer. Il fallut la présence du baron Larrey pour faire rendre les derniers devoirs à ces malheureuses victimes de l'épidémie.

En quittant chaque dépôt d'évacuation, Larrey eut soin de laisser aux habitants les instructions nécessaires pour arrêter les progrès du typhus.

XI

CAMPAGNE DE FRANCE.

___

Arrivé à Metz, le chirurgien en chef prit toutes
les mesures utiles pour l'amélioration des hôpitaux,
pratiqua les opérations les plus difficiles, et indiqua les moyens de guérir les malades atteints par
l'épidémie régnante. Ayant obtenu l'autorisation
d'aller à Paris, il eut le bonheur de passer quelques jours dans cette ville, près de sa famille
qu'il n'avait pas vue depuis le mois de février 1812.

INVASION DE LA FRANCE PAR LES ALLIÉS.

Mais de graves événements politiques et militaires étaient survenus. La France était envahie par
les soldats de toute l'Europe : le quartier général

s'était transporté de Metz à Châlons-sur-Marne.
Larrey reçut l'ordre de se rendre immédiatement
dans cette dernière ville, et y arriva le 25 janvier 1814.

Napoléon venait de quitter Châlons se dirigeant
sur Brienne ; Larrey se trouva dans cette ville
le 30 au matin ; un combat d'avant-garde avait
fourni cinq cents blessés.

L'hiver n'avait pas ralenti les hostilités malgré le
froid et la neige épaisse qui tombait. Tout le monde connaît cette immortelle campagne de France,
où le génie d'un seul homme, secondé par la vail-
lance de quelques milliers de braves, balança pendant un moment les forces de toute l'Europe
coalisée. Les glorieux combats de Champau-
bert, de Montmirail, de Château-Thierry, suf-
firaient seuls pour la réputation d'un grand capitaine.

C'est surtout dans cette campagne que Larrey
déploya une activité prodigieuse, donnant, comme
il avait l'habitude de le faire, d'abord ses soins
aux hommes plus gravement atteints, sans distinction de grade ni d'âge. Un de ses confrères,
le docteur Tanchou, blessé à Montmirail, est porté
à l'ambulance, où se trouvait le chirurgien en chef.

« Votre blessure est légère, lui dit Larrey, nous n'avons ici de *place* et de *paille* que pour les grands blessés ; cependant on va vous mettre dans cette écurie. »

En quittant Château-Thierry, l'armée française se porta rapidement sur Guignes, et enfonça les carrés des Autrichiens, qui battirent en retraite sur Montereau, après avoir laissé entre nos mains six mille prisonniers. Le maréchal Victor duc de Bellune, poursuivit les Autrichiens à Montereau et les dispersa. Les rues de cette ville étaient remplies de morts et de mourants. Ceux-ci furent réunis dans les hôpitaux de la localité ; et ensuite évacués successivement sur Paris après avoir été pansés.

BLESSÉS DE LA CAMPAGNE DE FRANCE.

L'affaire de Méry fournit plusieurs centaines de blessés que le baron Larrey pansa sur le champ de bataille. Parmi eux se trouvait le général d'avant-garde Gruyères, atteint d'une balle au bras droit. On l'évacua sur Paris où l'aide-major Auguste-Alexis Larrey, neveu du chirurgien en chef, l'accompagna et le soigna jusqu'à parfaite guérison.

Bientôt l'armée française et celle des alliés se trouvèrent en présence à Craonne et se battirent depuis le matin jusqu'à la nuit. Les Français furent vainqueurs, mais ils eurent mille à douze cents blessés, et parmi eux le duc de Bellune, qui avait eu la cuisse gauche traversée par une balle.

Le général en chef de la cavalerie, comte Grouchy, reçut une très-forte contusion au genou droit, occasionnée par un boulet qui tua son cheval.

Le général comte de la Férière reçut un coup de boulet qui lui emporta une partie du pied, et fut immédiatement après amputé par le chirurgien en chef.

Le général comte de Sparre eut la jambe droite déchirée par un éclat d'obus. Ces braves militaires ont parfaitement guéri.

Dans ces circonstances douloureuses, où la France expirante sacrifiait le sang de ses derniers enfants, chacun combattait en héros, et les militaires d'un grade élevé donnaient plus que jamais l'exemple de l'intrépidité, en exposant leur vie comme le dernier des soldats.

Le baron Larrey se multipliait pour suffire aux nombreux devoirs de sa charge. Les engagements étaient si nombreux que les blessés se trouvaient dispersés dans un grand nombre de villages, mais partout ils rencontraient des mains amies pour panser leurs plaies et soigner leurs blessures.

Le chirurgien en chef organisa une ambulance dans le petit bourg de Craonney, plaça des officiers de santé pour panser les blessés et se rendit en toute hâte à celle de la première ligne de bataille.

Cette ambulance n'était autre chose qu'une ferme éloignée de toute défense.

Larrey, en pénétrant dans la cour, trouva deux cents malheureux étendus sur le fumier, et mutilés par l'artillerie. Ils étaient couverts par la neige qui venait de tomber et n'avaient pas même la force de faire quelques mouvements.

C'est encore dans cette circonstance qu'il faut admirer la calme intrépidité du chirurgien en chef, et des dignes officiers de santé militaires qui lui prêtaient leur concours.

Éloignés de tout secours, et environnés par les Cosaques, les docteurs français furent à la fois médecins et soldats.

D'après l'ordre du baron Larrey, ils convoquèrent les paysans du village situé près de la ferme. On leur demanda du pain, de la viande, du vin et de la bière pour les blessés, et on leur distribua ensuite les armes des malheureux qu'on allait amputer, afin qu'ils veillassent aux portes de la ferme.

Les pansements se firent, les opérations furent pratiquées, et l'on déposa les malades dans les étables.

Larrey laissa quelques officiers de santé dans cette ferme, et rejoignit l'armée qui marchait sur Laon, occupé par les Prussiens.

L'attaque de cette ville qu'on ne parvint pas à prendre, à cause de sa position inaccessible, fournit beaucoup de blessés qui reçurent les premiers secours et furent ensuite évacués sur Soissons.

Larrey se rendit dans cette ville, y classa les malades, et réunit dans un seul local plusieurs centaines de blessés russes, qu'il fit panser sous ses yeux, et recommanda spécialement au commissaire des guerres et à l'administration des hospices. Pour cet homme généreux, les blessés n'avaient pas de nationalité et tous avaient droit, au nom du malheur, à sa sollicitude et à ses soins. De Soissons, Larrey se dirigea vers Reims où eut lieu un très-vif engagement.

Le général comte de Ségur, à la tête des gardes

d'honneur, enleva avec une rare audace et une merveilleuse rapidité les premiers postes et les batteries qui protégeaient la porte d'entrée de la ville. Le brave général fut blessé pendant cette vive attaque.

Les hôpitaux de Reims renfermaient quatre cents blessés russes et prussiens, auxquels on laissa leurs officiers de santé.

NAPOLÉON A SAINT-DIZIER.

Napoléon, au lieu de conduire son armée vers Paris, la dirigea sur Saint-Dizier, et laissa ainsi libre le chemin de la capitale. Les alliés en profitèrent, en allant à Paris tandis que l'Empereur arrivait à Troyes. C'est dans cette ville qu'il apprit la nouvelle marche des troupes coalisées. Il se mit immédiatement sur leurs traces. Mais les ponts sur la Seine ayant été rompus, l'armée française fut obligée de se diriger sur Sens et Pont-sur-Yonne. Cette route plus longue occasionna un retard de vingt-quatre heures, et lorsque l'avant-garde pénétra dans Fontainebleau, on apprit que Paris venait de capituler.

ABDICATION DE NAPOLÉON.

On sait quelles furent les conséquences de cette

capitulation. Napoléon abdiqua l'empire et se retira dans l'île d'Elbe. Au moment de quitter Fontainebleau, l'Empereur fut abordé par le chirurgien en chef de sa garde, qui lui témoigna le vif désir de l'accompagner dans son exil ; mais il refusa : « Vous appartenez à l'armée, lui dit-il, vous devez la suivre ; ce n'est pas sans regret que que je me sépare de vous.... »

Le chirurgien Larrey terminait sa vingt-quatrième campagne !

L'armée ayant été licenciée, Larrey se rendit à Paris, et adressa au ministre de la guerre un long rapport, où il relatait le résultat de tout ce qui concernait son service comme chirurgien en chef de la garde impériale.

A son arrivée, il entrevit le terme de ses pénibles travaux. La guerre avec l'Europe était terminée, l'empire n'existait plus, et l'on avait le ferme espoir de jouir d'un repos dont tous les peuples avaient besoin.

Larrey reprit, au conseil de santé des armées et à l'hôpital militaire du Gros-Caillou, ses fonctions, désormais plus paisibles, d'inspecteur général et de chirurgien en chef. Sa santé avait bien besoin de ménagements. Les campagnes de Russie et de Saxe avaient profondément ébranlé sa robuste constitution. Il ne se rétablit pas entièrement; d'ailleurs il était triste, il avait la nostalgie de son empereur, et bien qu'il espérât, comme tous ses vieux compagnons d'armes, le voir revenir un jour, il fut pris d'un désir extrême d'aller le rejoindre dans son île, lorsque Napoléon débarqua en France, et revint à Paris le 20 mars 1815.

RETOUR DE L'ILE D'ELBE.

Nous ne faisons qu'indiquer le grand événement de cette étonnante époque.

L'Empereur allait livrer une dernière bataille et terminer définitivement sa vie politique.

Il fit appeler aux Tuileries l'ancien chirurgien de sa garde et lui donna les marques les plus touchantes de son estime et de sa vive affection. Il lui exprima ses regrets de l'avoir laissé sans fortune, et lui promit de saisir l'occasion de le dédommager des sacrifices qu'il avait faits et de le récompenser des services qu'il avait rendus aux blessés.

Larrey, dont la santé était encore chancelante, accepta néanmoins, sur les instances du général

Drouot, la direction des ambulances, et accompagna les derniers débris de la vieille garde qui allait mourir à Waterloo.

Les hostilités commencèrent par la bataille de Fleurus, livrée le 16 juin. Pendant cette bataille Larrey amputa du bras droit le colonel Sourd, qui remonta à cheval immédiatement après l'opération pour aller combattre. Tandis qu'on lui enlevait le bras, ce brave officier dictait paisiblement une lettre pour l'Empereur, dans laquelle il demandait que le commandement de son régiment lui fût conservé.

Le 18 juin, la funeste bataille de Waterloo est livrée. L'armée française, triomphante des Anglais pendant toute la journée, est vaincue le soir par Blücher et trente mille Prussiens.

Larrey, malgré sa grande habitude et sa prodigieuse activité, ne peut suffire aux nombreux blessés qu'on lui apporte de toutes parts. Les charges de la cavalerie ennemie, en arrivant jusqu'aux ambulances, rendent bientôt très-difficiles, sinon impossibles, ses généreux efforts. D'ailleurs l'armée française bat en retraite, et Larrey, d'après les conseils mêmes de l'Empereur, est obligé de la suivre.

LARREY FAIT PRISONNIER.

La nuit était venue ; Larrey veut gagner la frontière par un chemin de traverse, lorsque tout d'un coup lui et sa petite troupe se trouvent arrêtés par un corps d'avant-garde de lanciers prussiens. Résolu de se faire jour, il décharge sur eux ses pistolets et s'élance au grand galop pour leur échapper, mais son cheval reçoit un coup de feu et tombe. Larrey, atteint de deux coups de sabre, reste sans connaissance, et les Prussiens le croient mort.

Ayant repris connaissance, il retrouve son cheval, le fait relever, le monte, et se sauve à travers champs, mais arrivé au bord de la Sambre, il a de nouveau le malheur de rencontrer un autre corps de cavalerie de la même arme, et on le fait prisonnier.

Larrey fut désarmé et dépouillé de presque tous ses vêtements. Les officiers n'eurent pas honte de se partager sa bourse, qui renfermait environ quarante pièces d'or, et de s'emparer de ses armes, de sa bague et de sa montre.

LARREY CONDAMNÉ A ÈTRE FUSILLÉ.

Petit de taille et vêtu d'une redingote grise, on

croit qu'il est l'Empereur; la méprise était facile.
Il est conduit auprès du général prussien commandant cette avant-garde, puis, auprès d'un
autre plus élevé en grade; bientôt l'erreur
est reconnue. Le désappointement est grand,
la déception bien amère. Elle fait naître la
colère et l'injustice. Le bon, le charitable Larrey,
qui avait toute sa vie soigné indistinctement amis
et ennemis, est condamné à être fusillé. On ignore
son identité; on sait seulement qu'il n'est pas
l'Empereur, et il va mourir. Le chirurgien-major
chargé de lui mettre sur les yeux le fatal bandeau
reconnaît son ancien maître; il avait assisté à ses
leçons de chirurgie à Berlin. Le docteur prussien
obtient un sursis, pendant lequel Larrey est conduit devant le général Bulow, grand-prévôt
des armés coalisées, et enfin présenté au feld-
maréchal Blücher. Celui-ci, en accordant la vie
sauve à Larrey, s'acquitta envers lui d'une dette
sacrée; car le chirurgien français, pendant la
campagne d'Autriche, dans des temps plus heureux, avait lui-même sauvé la vie au fils du maréchal.

Larrey, redevenu libre et accompagné d'une
escorte commandée par un aide de camp de Blü-

cher, gagna Louvain et Bruxelles, où il se rétablit de ses blessures. Il passa le temps de sa convalescence à visiter les blessés dans les hôpitaux, et en reconnut plusieurs qu'il avait opérés sur le champ de bataille de Waterloo.

Voici, au sujet des blessés français, ce qu'un des chirurgiens les plus distingués d'Angleterre (Charles Bell) écrivait à son ami Walter Scott.

« Je reviens d'assister à l'installation des blessés « français ; ah ! si vous les aviez vus couchés tout « nus ou presque nus, — et quoiqu'ils fussent bles- « sés, épuisés et battus, vous diriez encore avec « moi que ces hommes étaient bien capables de « marcher sans obstacle de l'ouest de l'Europe à « l'est de l'Asie. Si vous aviez vu ces yeux som- « bres et ces teints bronzés, ils auraient excité « votre admiration. Ces hommes n'ont été trans- « portés ici qu'après être restés plusieurs jours « étendus sur la terre du champ de bataille ; les « uns mourant, les autres subissant d'horribles tor- « tures ; plusieurs ne pouvant retenir le cri de leur « angoisse, et déjà leur gaieté caractéristique re- « prend le dessus..... Je ne puis m'empêcher de « vous dire l'impression que produisaient sur mon « esprit ces formidables types de la race fran-

« çaise. C'est un éloge qu'ils m'arrachent malgré
« moi ! »

Appelé à Paris par les chefs des trois puissances
coalisées, Larrey quitta la Belgique et revint dans
la capitale le 15 août 1815. Sa famille fut d'autant
plus heureuse de le revoir, que, pendant plusieurs
jours, elle l'avait cru mort.

LARREY REFUSE LES OFFRES DES PUISSANCES ÉTRANGÈRES.

Un homme d'un tel mérite et d'une expérience
chirurgicale si consommée, dont la position venait
d'être brisée d'une manière si violente, devait
recevoir des témoignages de sympathie des puissances étrangères. C'est ce qui eut lieu vers cette
époque.

L'empereur Alexandre, qui avait vu Larrey à
Tilsitt, lui fit offrir un grand emploi chirurgical
dans ses armées. Don Pedro, empereur du Brésil,
désirait de son côté le nommer professeur de
chirurgie à l'Université de Rio-Janeiro, et lui confier la direction générale du service de santé de
ses troupes. D'un autre côté, on lui proposait une
position très-avantageuse aux État-Unis. Larrey
refusa toutes ces offres pour rester en France et
y continuer son œuvre de désintéressement et
de charité.

XII

LARREY SOUS LA RESTAURATION.

Il lui fallait un grand courage pour supporter les peines qui vinrent l'assaillir sous la Restauration ; son titre d'inspecteur général lui fut retiré, ainsi que la pension de 3,000 fr. qu'il avait gagnée à Lutzen, et il eut le malheur irréparable de perdre sa mère, et son frère, chirurgien à Nîmes.

En 1818, sur la proposition de M. de Puymaurin, appuyée par M. Benoît, la chambre des députés, par un vote unanime [1], rendit à Larrey, à titre de récompense nationale, la pension de 3,000 fr., dont la loi de 1817 sur les finances l'avait privé.

[1] *Moniteur* du 10 avril 1818.

Larrey fut vivement touché de cette décision, qui lui paraissait au moins égale au legs de Napoléon. « Dans ce dernier, disait-il, c'est un homme illustre, c'est l'Empereur qui me gratifie ; dans l'autre, c'est la nation elle-même qui m'honore par l'organe de ses représentants. »

Éloigné d'abord du conseil de santé, il y rentra ensuite avec le titre de membre honoraire, et continua ses soins auprès des blessés de l'hôpital du Gros-Caillou, dont il était chirurgien en chef. Le roi Louis XVIII lui avait donné le titre de chirurgien de la garde royale. Néanmoins, la mort de l'empereur Napoléon, arrivée le 5 mai 1821, augmenta encore la profonde douleur que lui avait causé l'exil si lointain de ce grand homme. Il chercha dès lors dans un travail plus actif un allégement à ses chagrins.

VOYAGE DE LARREY EN ANGLETERRE.

Depuis longtemps il recueillait des documents pour faire un grand ouvrage de chirurgie. Avant de le terminer, il voulut connaître les progrès qu'avait faits la chirurgie anglaise, et s'embarqua pour l'Angleterre le 18 août 1826. Il était accompagné de son fils, qui remplit si dignement au sein du conseil de santé la place de son illustre père.

Les nombreuses visites qu'il fit aux chirurgiens distingués et aux hôpitaux de la Grande-Bretagne lui donnèrent l'occasion d'apprécier combien on avait de déférence pour son talent et de respect pour son caractère.

A son retour, il rédigea un rapport qu'il adressa au ministre de la guerre, et dans lequel il faisait connaître le résultat de son voyage. Il présenta aussi un mémoire à l'Académie des sciences, dans lequel il étudiait différentes questions chirurgicales.

Vers la fin de 1829 il fut nommé membre de l'Académie des sciences à la place du professeur Pelletan qui venait de mourir. Il était membre de l'Académie de médecine depuis son origine (20 décembre 1820), et membre de toutes les Académies de l'Europe.

LARREY PENDANT LES JOUNÉES DE JUILLET 1830.

Pendant les journées de juillet 1830, Larrey s'était rendu à l'hôpital du Gros-Caillou afin d'y remplir les devoirs de sa charge, car on apportait dans cet asile de nombreux soldats de la garde royale. Le troisième et dernier jour de la bataille, une troupe nombreuse se présente à la porte de l'hôpital et veut entrer de vive force. Larrey se montre bientôt : « Quels sont vos desseins? dit-il; qui osez-vous menacer ? sachez que ces malades sont à moi, que mon devoir est de les défendre, et que le vôtre est de vous respecter vous-mêmes en respectant des malheureux. » Qu'étaient pour cet homme intrépide les insurgés dont nous parlons, lui qui avait regardé de sang-froid les batteries russes et autrichiennes, vomissant la mort à Eylau, à Wagram, à la Moscowa? Ces simples et nobles paroles de l'ancien chirurgien de Napoléon suffirent pour disperser cette foule; tant a de pouvoir le courage, secondé par une vie sans tache et par la renommée des services rendus!

XIII

LARREY SOUS LE RÈGNE DE LOUIS-PHILIPPE.

Le gouvernement de Juillet rappela le baron Larrey au conseil de santé des armées, en qualité de membre titulaire, et lui donna bientôt une mission en Belgique, où il organisa les ambulances de l'armée belge. Il revint ensuite à Paris, comblé des témoignages les plus flatteurs de la part du roi Léopold.

Les loisirs que laissaient à Larrey ses fonctions administratives et ses devoirs actifs de chirurgien étaient employés à la rédaction d'une foule de mémoires et d'ouvrages.

Il fut, vers la même époque, nommé chirurgien en chef de l'hôtel des Invalides. C'est avec un bonheur mêlé d'attendrissement qu'il se retrouvait au milieu de ces vieux braves, qu'il avait opérés sur les différents champs de bataille de l'Europe, dont le plus grand nombre lui devait la vie, et qui, les uns et les autres, avaient traversé avec lui des temps héroïques, animés de la même foi et du même amour.

Larrey se levait à trois heures du matin pour écrire des mémoires scientifiques. Il se rendait à l'hôpital de six à sept heures, afin de visiter ses malades et de faire sa leçon de clinique. Il passait trois heures dans les salles de l'hôpital à pratiquer les opérations et les pansements les plus difficiles, en prenant pour sujet de ses leçons les malades qu'il venait d'examiner. Tandis que ses élèves sentaient leurs forces défaillir, Larrey, toujours debout, ne s'apercevait pas de la fuite du temps, et ne quittait ses *vieux camarades* qu'avec une sorte de regret.

En 1834, il obtint du ministre de la guerre l'autorisation de se rendre en Italie. Il partit avec son fils le 2 septembre, et alla d'abord à Bagnères-de-Bigorre et à Beaudéan, où il eut le bonheur de retrouver l'abbé Grasset, le premier maître de ses jeunes années. A Toulouse, il visita l'hôpital

général de la Grave, où il avait commencé ses
études médicales. Il se rendit ensuite à Montpellier, à Nîmes et enfin à Livourne, où il s'embarqua
pour Civita-Vecchia. Aussitôt arrivé à Rome, le
baron Larrey alla rendre visite au cardinal Fesch,
oncle de l'empereur Napoléon, et à madame Læ-
titia. Il fut comblé des témoignages de la plus
vive affection. La vénérable princesse, âgée de
88 ans, et devenue aveugle, reconnut le baron
Larrey à sa voix, et tendit les bras pour l'embrasser. Apprenant qu'il était accompagné de son
fils : « Approchez, mon enfant, dit-elle à celui-ci,
approchez, que je vous embrasse. » Cet accueil
sympathique émut profondément l'illustre chirurgien.

En quittant Rome, le baron Larrey se rendit
à Florence, où il présenta ses hommages au prince
Louis-Bonaparte, ex-roi de Hollande, et à sa
sœur, la princesse Caroline (Murat); ainsi qu'à
l'ex-reine d'Espagne (comtesse de Survilliers),
et à sa fille, la princesse Charlotte. Il reçut également de ces augustes personnages les marques
du plus touchant intérêt. Le baron Larrey quitta
Florence pour aller à Livourne, et de là en
France, par Marseille, Toulon, Aix, Avignon. Il

retrouva dans cette dernière ville, à l'hôtel des Invalides, d'anciens grenadiers de la vieille garde, qui se montrèrent bien heureux de le revoir.

Peu de jours après, le baron Larrey avait repris dans la capitale le cours de ses travaux accoutumés à l'hôpital des Invalides, au conseil de santé et à l'Institut.

Le choléra causant de grands ravages dans le midi de la France, le ministre de la guerre donna l'ordre au docteur Larrey de se rendre dans les villes où sévissait le fléau. Larrey quitta Paris le 21 juillet 1835 avec un de ses élèves, M. Périer.

Arrivé à Marseille le 25, il rassura les esprits en indiquant les moyens de traitement pour combattre le mal dès ses débuts. Il donna lui-même l'exemple en manœuvrant les cholériques, et dissipa les craintes de contagion en faisant de ses propres mains l'autopsie des sujets qui avaient succombé. L'épidémie ayant diminué à Marseille, Larrey se rendit à Aix, Avignon, Arles, Beaucaire, Nîmes, Montpellier, Béziers, Castelnaudary, Toulouse. Partout il visita les hôpitaux et les casernes, et donna des conseils et des consolations. Il était de retour à Paris le 1er septembre. Il remit au ministre un rapport détaillé sur l'épidémie régnante, qu'il regardait comme ayant été causée par des nuages d'animalcules apportés de l'Inde par des courants atmosphériques.

Le baron Larrey espérait terminer sa vie au milieu de ces quatre mille vieux soldats de l'hôtel des Invalides, qui voyaient en lui un des plus fidèles amis de leur Empereur. Un désaccord, arrivé entre l'administration de l'hôtel et le grand chirurgien ne permit pas à celui-ci de voir s'accomplir un vœu si cher; il se retira.

RETOUR DES CENDRES DE NAPOLÉON.

Un des plus beaux jours de la vie de Larrey fut celui où la population parisienne accueillit avec pompe les restes mortels de Napoléon. Le 15 décembre 1840, malgré un froid rigoureux, on vit le vieux chirurgien de la grande armée, revêtu de son uniforme de la garde impériale, la tête nue, et courbée par les souvenirs plus encore que par les années, suivre le convoi funèbre, depuis Courbevoie jusqu'à l'hôtel des Invalides. « Jamais, a-t-il dit, mon cœur, qui, pour être vieux, n'en est pas plus dur, ne fut plus agité, plus ému, plus brisé par mes souvenirs. »

XIV

INSPECTION MÉDICALE EN ALGÉRIE.

L'existence si bien remplie que nous venons de raconter devait être couronnée par un dernier acte de dévouement. En 1841, Larrey sollicita auprès du ministre de la guerre la mission fatigante et dangereuse de faire l'inspection des hôpitaux militaires de l'Algérie.

Il désirait vivement mettre le pied sur cette terre d'Afrique, dont le souvenir le rapprochait des jours heureux de sa jeunesse, et lui montrait, comme dans un mirage enchanteur, le héros qui avait vaincu aux Pyramides.

Larrey reçut la mission officielle qu'il avait demandée. Elle était au-dessus de ses forces, car il fallait aller de ville en ville inspecter les hôpitaux, à l'époque la plus chaude de l'année, et dans

une saison fertile en fièvres paludéennes perni-
cieuses; il avait d'ailleurs soixante-seize ans. Mais
rien ne put l'arrêter, parce qu'il regardait ce
dernier voyage comme le complément de sa vie
active et de ses services militaires.

Parti le 15 mai 1842, il arrive le 23 du même
mois à Alger. Il avait emmené avec lui, comme
secrétaire, son fils, M. Hippolyte Larrey, mo-
mentanément détaché de l'hôpital de perfectionnement du Val-de-Grâce, où il était professeur.

Dans l'espace de cinq semaines, Larrey inspecta toutes les villes du littoral et de l'intérieur
et tous les hôpitaux. Alger, Oran, Philippeville,
Constantine fixèrent particulièrement son attention, et il y recueillit les documents nécessaires
pour le rapport destiné au ministre. Partout le
grand chirurgien fut reçu avec le respect et l'admiration inspirés par sa noble vie.

Parmi les zouaves de la Maison carrée, il retrouva un ancien mamelouck de l'Égypte, oublié
par la mort, et qui avait connu, lui aussi, le jeune
général Bonaparte. A Bône, Larrey pratiqua sur
un Arabe l'amputation de l'avant-bras.

Les fatigues, les travaux, les émotions agréa-
bles, mais vives de Larrey pendant cette inspec-

tion médicale accomplie si rapidement, épuisèrent ses forces.

MORT DE LARREY.

Le 5 juillet il s'embarque pour retourner en
France. Il était souffrant, mais heureux d'avoir
accompli sa mission. Il débarqua à Toulon, atteint d'un catarrhe qui lui est habituel, et qui est
devenu intense. Une consultation a lieu, et l'on
découvre une fluxion de poitrine, rendue plus
grave par l'âge même du malade et par les deux
mois de fatigue qu'il vient de s'imposer.

Les soins et un repos prolongé sont indispensables. Larrey veut continuer son voyage; il a hâte
de revoir sa femme, qui est elle-même très-malade.

Malgré les pieuses supplications de son fils et
les instances de son ami Gouraud, l'illustre chirurgien ne veut rester à Avignon que pendant trois
jours, et arrive à Lyon le 24 juillet, dans un état
désespéré.

Hélas! il ne devait pas revoir sa femme ici-bas.
Cette chère compagne de sa jeunesse venait de
mourir; et comme si Larrey ne voulait pas sur-
vivre à celle qu'il avait tant aimée, il expira le 25
juillet, le soir même du jour où une lettre venue
de Paris annonçait à son fils la nouvelle fatale.

Le chirurgien en chef de la vieille garde a laissé à l'armée un digne successeur dans la personne de son fils, M. le docteur Hippolyte Larrey. Professeur agrégé à la faculté de Médecine de Paris, membre de l'Académie de médecine, chirurgien en chef de l'hôpital militaire du Val-de-Grâce, membre du conseil de santé, M. le docteur Hippolyte Larrey a été nommé chirurgien en chef de l'armée d'Italie. Nous venons d'apprendre[1] qu'il a eu un cheval tué sous lui à la bataille de Solferino.

Par son amour de l'humanité, par son dévouement absolu à l'armée française, par ses grandes connaissances chirurgicales, M. le baron Hippolyte Larrey montre qu'il a entièrement hérité des vertus paternelles ; il confirme ainsi le vieux proverbe *noblesse oblige.*

OBSÈQUES DE LARREY.

Le **27** juillet ont eu lieu les obsèques dans la ville de Lyon.

L'Académie des sciences, la Société de médecine en corps, tous les médecins de la ville, presque toutes les autorités civiles et militaires, les anciens soldats de l'Empire, suivis par une foule

[1] 28 juin 1859.

nombreuse, sont venus rendre les derniers honneurs aux restes mortels d'une des plus belles et des plus nobles gloires de la France.

Les coins du poêle étaient tenus par quatre personnes qui rappelaient dignement le défunt. C'étaient un officier général, le chirurgien en chef de l'Hôpital militaire, le président de la Société de médecine et le doyen des médecins de Lyon.

Le corps, qui avait été embaumé, était porté par des soldats du train d'artillerie. Il était accompagné d'un bataillon d'infanterie.

Le 11 août 1842, les obsèques de Larrey eurent lieu à Paris, au milieu d'un grand concours de célébrités dans tous les genres. Plusieurs discours furent prononcés, afin de rappeler une fois encore les actions de cette noble vie. Mais la génération contemporaine a honoré d'une manière plus éclatante et plus durable la mémoire si pure du grand chirurgien de Napoléon. Le nom de Larrey a été gravé sur la pierre de l'Arc-de-Triomphe (voûte du Midi, pilastre Sud-Est) avec celui des guerriers illustres de la République et de l'Empire.

STATUE ÉLEVÉE A LARREY.

La France et l'armée lui ont élevé une statue

dans la cour d'honneur de l'hôpital militaire du Val-de-Grâce, à Paris.

La statue est en bronze et représente Larrey debout, dans son uniforme de chirurgien militaire, enveloppé de son manteau, et la tête nue. Il presse sur son cœur un manuscrit; c'est le testament de Napoléon. Près de lui sont déposés des livres, des instruments et des armes; sur une pièce de canon se trouvent inscrits les noms des batailles auxquelles il a assisté. Des bas-reliefs, appliqués sur les quatre faces du piédestal, retracent quatre des épisodes les plus glorieux de la vie de Larrey. Ce sont : les Pyramides, Austerlitz, Soumma-Sierra et le passage de la Bérézina.

L'expressive et puissante statue est sortie du ciseau, ou pour mieux dire du *génie de David*[1].

L'inauguration a eu lieu le 8 août 1850, en présence de M. Dupin, président de l'Assemblée nationale et d'une réunion considérable de représentants du peuple, de savants, de militaires de tout âge et de tous grades, etc.

On ne pouvait mieux placer cette statue de Larrey que dans la cour d'honneur du Val-de-Grâce. C'est devant elle que les élèves de cet

[1] Pariset.

hôpital militaire doivent passer chaque jour en se rendant à leurs travaux.

Elle est là comme un éternel exemple du devoir accompli, à travers toutes les vicissitudes de la vie et tous les périls. Elle est là surtout comme l'image la plus réelle du véritable chirurgien militaire et comme la glorification de ce génie conservateur, qui guérit les plaies et cherche à réunir dans une fraternité commune tous ceux qui souffrent.

LARREY EST LE TYPE ACCOMPLI DU CHIRURGIEN MILITAIRE.

Le baron Larrey a été, en effet, au physique et au moral, le type le plus accompli du chirurgien militaire.

D'une taille peu élevée, mais d'une complexion robuste, Larrey avait une poitrine large, une tête puissante et un crâne très-développé qui mesurait environ 590 millimètres comme celui de Napoléon. Son visage était ovale, ses yeux un peu saillants, sa chevelure abondante et noire, ses traits réguliers et doux.

Sa robuste constitution et son riche tempérament sanguin lui ont permis de résister aux fatigues inhérentes à la carrière qu'il a parcourue, car sans vigueur corporelle il est impossible d'être chirurgien d'armée.

Comme on a pu le voir dans l'esquisse que nous avons tracé de sa noble existence, Larrey possédait un calme admirable au milieu des plus grands dangers. Qui le croirait? Avec une si grande énergie en tout genre, cet homme qui avait assisté à tant de batailles était doué d'une sensibilité exquise, et on l'a vu plus d'une fois verser des larmes sur des malheurs qu'il n'était pas en son pouvoir de réparer.

EXPÉRIENCE CHIRURGICALE DE LARREY.

Si on le considère au point de vue de l'art chirurgical, il restera également comme le maître des maîtres pour tout ce qui concerne les plaies d'armes de guerre. Sans rien préjuger de ce que la Providence réserve à ma patrie, je ne puis croire qu'il sera jamais donné à aucun chirurgien d'assister à des luttes aussi gigantesques, pendant tant d'années et sous des climats si différents ! En effet, le chirurgien Larrey fut présent à environ soixante batailles rangées et à plus de quatre cents combats ; trois fois il a été blessé sur le champ de bataille. L'expérience chirurgicale de Larrey était donc immense et résultait des drames sanglants dont il avait été le témoin. Mais ce qui distingue surtout le chirurgien en chef de la grande armée et ce qui, avec ses qualités précieuses, en a fait un homme taillé à l'antique sur le modèle des héros de Plutarque, c'est la religion du devoir qu'il a professée toute sa vie, et cette religion du devoir, c'était l'amour de l'humanité.

Honneurs, santé, richesse, il a tout sacrifié à cette sainte cause et c'est là surtout ce qui fait sa gloire.

Rencontrant le docteur Réveillé-Parise sur le champ de bataille de Waterloo : « *Mon cher collè-* « *gue*, lui disait-il, *songez à vos blessés, ne faites* « *attention qu'à eux, l'affaire est chaude, mais* « *que chacun fasse son devoir, et tout ira bien.* »

JUGEMENT PORTÉ PAR NAPOLEON SUR LE CHIRURGIEN LARREY.

Si l'on pouvait interroger tous les hommes de cette génération d'intrépides guerriers qui plantèrent, il y a un demi-siècle, le drapeau de la France dans toutes les capitales de l'Europe, ils répondraient sans doute d'une commune voix que

le chirurgien en chef de la grande armée fut toujours pour eux la plus haute personnification du
devoir. Enfants d'une génération nouvelle, inter-
rogeons celui qui les commanda et qui, du midi au
nord, et de l'orient à l'occident, les conduisit à
la victoire, il va nous répondre avec le calme
de l'impassible vérité. « Quel homme , quel
« brave et digne homme que Larrey ! que de
« soins donnés par lui à l'armée, en Égypte et
« partout !... J'ai conçu pour lui une estime
« qui ne s'est jamais démentie. Si l'armée élève
« une colonne à la reconnaissance, elle doit l'éri-
« ger à Larrey[1]. Il a laissé dans mon esprit l'idée
« du véritable homme de bien ; à la science, il
« joignait au dernier degré toute la vertu d'une
« philanthropie effective : tous les blessés étaient
« de sa famille ; il n'était plus pour lui aucune con-
« sidération dès qu'il s'agissait de ses hôpitaux,
« il a toute mon estime et ma reconnaissance[2]. »

Quel éloge ! et dans quelle bouche ! Il est impossible sans doute de rendre un plus grand hommage à la probité, à la science, à la vertu. Eh

[1] Préface des *Guerres de César*, par Napoléon.—Relation de
Marchand.
[2] Las Cases, *Mémorial de Sainte-Hélène*, 23 octobre 1816.

bien ! l'Empereur a encore ajouté aux paroles que nous venons de citer.

LEGS DE NAPOLÉON.

Mourant sur le rocher de Sainte-Hélène, alors que toutes ses illusions s'étaient évanouies, et qu'il jugeait avec l'impartialité de l'histoire les hommes de son temps, Napoléon a illustré à jamais dans une seule ligne de son testament le nom du chirurgien en chef de la garde impériale ; « 15° Je lègue, a-t-il écrit, au chirurgien en chef Larrey, cent mille francs, c'est *l'homme le plus vertueux que j'aie connu.* »

Ces paroles. qui honorent les chirurgiens militaires dans la personne de leur chef, suivront d'âge en âge le nom de Larrey jusque dans les lointains de la postérité, et, comme un nimbe glorieux, feront resplendir cette belle et pure physionomie aux yeux de tous les élèves qui entreront dans la noble carrière de la médecine.

La gloire acquise par de tels services, consacrée par le temps, proclamée par la voix solennelle du génie malheureux, n'est-elle pas la plus belle récompense accordée à la mémoire de cet homme illustre?

COUP D'ŒIL

SUR LES

ŒUVRES CHIRURGICALES DE LARREY

Un gros volume ne suffirait pas pour rendre compte avec quelques détails des nombreux ouvrages publiés par le docteur Larrey pendant sa longue et laborieuse carrière. Nous nous trouvons donc obligé de renfermer dans un cadre très-restreint ce que nous avons à dire sur ses importants travaux.

ÉTUDES SUR LES PROPRIÉTÉS DU GALVANISME.

L'un des premiers en France, le docteur Larrey a répété les intéressantes expériences de Galvani concernant l'action de l'électricité sur les parties détachées de l'homme, sur les muscles conservant encore la chaleur vitale.

Voici ce que dit à ce sujet le rédacteur du *Bulletin de la Société philomatique* pour l'année 1792, (t. II, p. 36). « Parmi les expériences particulières qui nous ont été rapportées, le citoyen

Larrey en a le premier fait une sur l'homme ; ayant amputé une jambe, il a disséqué le nerf poplité dont il a isolé le tronc jusqu'aux plus petites branches, enveloppant ensuite le tronc de ce nerf avec une lame de plomb, après avoir mis le corps des muscles voisins à découvert, il a vu qu'en touchant d'une main l'armure de plomb avec une pièce d'argent, et de l'autre les muscles avec une pièce du même métal il produisait des mouvements convulsifs très-forts, qui agissaient sur la jambe et même sur le pied. » Nous avons tenu à citer textuellement ce passage, parce qu'il est le point de départ des belles applications de l'électricité qui ont été faites depuis, et particulièrement dans ces dernières années, au traitement des maladies.

SIÉGE DE LA PESTE.

Larrey a l'incontestable mérite d'avoir, le premier, indiqué le siége réel de la peste, qui est le Delta du Nil. Il a surtout insisté sur la contagion de cette redoutable maladie ; nous avons vu quelles précautions minutieuses il a prises afin d'empêcher sa propagation. Il a laissé d'utiles préceptes pour triompher de cette épidémie. On sait que la peste n'existait pas en Égypte, à l'époque de la conquête de ce pays par les Romains. Elle n'apparut que 263 ans après Jésus-Christ.

L'oubli des plus simples notions d'hygiène publique en a été la seule cause.

De tout temps, l'Égypte avait été la contrée la plus fertile et la plus salubre de l'ancien monde, c'est elle qui avait chaque année l'honneur de nourrir le *peuple-roi*, grâce au canaux d'irrigation, qui distribuaient méthodiquement et partout les eaux du Nil. Dès que l'entretien de ces canaux fut négligé, le Nil, par des atterrissements successifs, forma le fameux Delta qui se trouve à son embouchure. La décomposition des cadavres enterrés superficiellement dans la vallée du Nil, la stagnation des eaux qui forme des marécages, la malpropreté générale firent naître, comme nous venons de le dire, l'an 263, le terrible fléau qui n'a jamais cessé d'exercer définitivement ses ravages. L'Égypte, autrefois si peuplée, si riche, si glorieuse de sa civilisation, est aujourd'hui un pays presque sans population ; il est pauvre et à demi barbare.

DE LA LÈPRE.

Larrey a observé en Égypte un certain nombre de lépreux, mais, s'il faut en croire Pariset qui a

voyagé en Orient, l'affection décrite par le chirurgien de la grande armée ne serait pas la véritable lèpre remontant au temps de Moïse, mais une
maladie ayant de grands rapports avec l'éléphantiasis. Quoi qu'il en soit, la lèpre, d'après des
recherches très-récentes, serait loin d'avoir disparu. En effet, M. le docteur Dekigalla, de Syros
(Grèce), vient de faire paraître un travail relatif
à la lèpre et destiné à recommander l'établissement d'une léproserie. Ce médecin distingué affirme que la lèpre est endémique à Syros, qu'elle
est héréditaire et contagieuse. Sa transmission est
plus facile des nourrices aux nourrissons, que de
ceux-ci aux nourrices. L'auteur, avec beaucoup de
raison, fait remarquer que si cette terrible maladie
est en ce moment bornée à un petit nombre de
localités, elle peut néanmoins se transmettre au
loin et produire des ravages considérables. Les
récits des historiens du moyen âge ne laissent aucun doute à cet égard.

DE L'OPHTHALMIE D'ÉGYPTE.

Larrey a encore observé en Orient une maladie bien singulière, nous voulons parler de
l'ophthalmie d'Égypte. Elle a existé de temps

immémorial dans ce pays, et bien antérieurement
à la peste. Cette affection d'ailleurs n'était pas générale, tandis qu'on trouve l'ophthalmie jusque
dans le plus petit village d'Égypte. Les aveugles
et les borgnes se rencontrent à chaque pas et une
grande partie de la population a les yeux plus ou
moins malades, ce qui donnerait à penser que
cette ophthalmie est contagieuse. Il y a encore un
puissant motif pour croire à la contagion, c'est
que, si on entre dans la chambre étroite d'un
sujet qui est malade, on ne tarde pas à res-
sentir soi-même les premières atteintes de l'ophthalmie. Mais ce qui ne laisserait presque aucun
doute à cet égard, c'est que les différentes armées qui ont occupé l'Égypte, au commencement
de ce siècle, ont rapporté plus tard dans leur pays
la terrible ophthalmie qui s'est communiquée peu
à peu aux armées européennes.

Les Italiens, les Espagnols, les Allemands, les
Polonais, les Russes, les Hollandais, les Suédois
ont tous éprouvé les effets de cette inflammation
spécifique. Partout elle a cruellement sévi et dans
certaines contrées de l'Europe, elle semble avoir
voulu s'établir d'une manière définitive. Pendant
plus de trente années elle a exercé ses ravages

en Belgique, constituant une sorte d'individualité morbide, comme l'a si bien démontré **M.** le docteur Caffe, un des médecins français les plus distingués.

DE LA PLIQUE POLONAISE.

En parlant du séjour que Larrey fit en Pologne, nous n'avons fait qu'indiquer une maladie fort étrange que le grand praticien y a observée ; c'est la plique. Cette maladie se présente sous l'aspect d'une sorte de feutrage de tous les cheveux, qui, après s'être ainsi mêlés les uns avec les autres, demeurent adhérents et collés par une humeur visqueuse et nauséabonde. Cette humeur est d'une couleur noire chez les sujets dont la chevelure est noire ; elle est rouge chez les malades dont la chevelure est blonde. Ce dernier phénomène a fait croire que les cheveux laissaient échapper du sang lorsqu'on les taillait près de leur racine. La chevelure, devenue le siége d'un surcroît de nutrition et d'activité acquiert un grand développement; tantôt elle tombe sur le front et le col en gros cordons séparés, tantôt elle se condense en une masse unique. Cette maladie est fréquente en Pologne et a reçu le nom de plique polonaise. Les sujets qui en sont atteints se couvrent avec précaution d'un bonnet fourré très-épais afin de favoriser la sortie de l'humeur qui baigne ces poils entortillés; ils croient se débarrasser ainsi d'une maladie interne. La surface de la tête n'est à leurs yeux qu'une sorte d'émonctoire qu'il faut entretenir avec soin; cette opinion a de tout temps été populaire non-seulement pour la plique, mais encore pour d'autres affections. Bien plus, dans quelques localités de la Bretagne, on conserve avec soin certaines incommodités ou maladies de la peau, persuadé qu'on est de leur utilité comme émonctoire. Les paysans, atteints par la gale, se gardent bien de la faire passer et se la transmettent afin, disent-ils, d'être préservés de maladies réellement sérieuses et graves.

Dans une lettre écrite le 25 mars 1807, au secrétaire général de la société médicale d'émulation de Paris, le docteur Larrey déclarait qu'il ne croyait pas que la plique fût une vraie maladie des poils et des cheveux. Cette opinion est entièrement contraire à celle des médecins de la Pologne et de la vieille Prusse qui considèrent la plique comme la manifestation la plus accusée et comme la crise inévitable d'une maladie générale à laquelle ils ont donné le nom de *tricoma*. La chevelure, une fois recouverte d'un bonnet de laine qui a déjà servi à cet usage, n'est plus coupée que le samedi saint ou le jour de Pâques, c'est-à-dire à une époque où la température s'est adoucie. Pour le docteur Larrey, la plique n'est pas une maladie spéciale des cheveux, mais au contraire un des résultats des vices syphilitique ou scrofuleux, résultat singulièrement favorisé par l'insouciance et la malpropreté des sujets.

Un grand nombre de chevaux de la Pologne présentent également les caractères évidents de la plique. Larrey regarde cette maladie comme étant produite par la malpropreté, parce que ces animaux, comme les hommes, dit-il, passent dans la boue et la neige les deux tiers de l'année et dans la poussière l'autre tiers. N'ayant pas observé cette affection, une sage réserve nous empêche de porter sur sa cause une opinion décisive; néanmoins, nous ne pouvons nous empêcher d'élever des doutes sur cette opinion de Larrey que la plique est surtout le résultat de la malpropreté. En effet, on a vu des fœtus atteints par cette maladie. Elle sévit quelquefois rapidement sur des adultes et les défigure; les chiens et les oiseaux de basse-cour n'en sont point exempts. Pourquoi ces phénomènes n'agiraient-ils pas sur les hommes et les animaux du reste de l'Europe qui ne présentent pas dans certaines localités un plus grand amour de la propreté que les paysans de la Pologne? Il nous paraît préférable de regarder la plique polonaise comme une maladie spécifique. Les Polonais l'ont reçue il y a six siècles des Tartares, qui eux-mêmes l'avaient contractée des Indiens, car elle est contagieuse. La coupe des cheveux, lorsque ceux-ci sont secs, un traitement dépuratif et la propreté opèrent la guérison radicale de la plique.

DE LA GANGRÈNE TRAUMATIQUE
OU DÉTERMINÉE PAR UNE CAUSE VULNÉRANTE.

Il est une maladie chirurgicale que Larrey a eu l'occasion d'observer un grand nombre de fois, qu'il a décrite avec soin et pour la guérison de laquelle il a donné des indications très-précieuses.

Quand une partie quelconque de l'organisme est privée de la circulation du sang, de la sensibilité, de la chaleur, des propriétés vitales en un mot, elle ne tarde pas à subir une altération profonde : c'est la gangrène, c'est la mort de la région qui a été affectée.

Mais cette gangrène peut naître spontanément, par suite de maladies internes, telles que les fièvres graves, les maladies pestilentielles, etc. On la voit également se déclarer dans un âge très-avancé sous le nom de gangrène sénile, ou bien elle est le résultat d'une violence extérieure. La distinction est donc bien tranchée ; le traitement ne doit pas être le même. La gangrène dont il est ici question est celle qui provient d'une violence extérieure, elle a reçu le nom de traumatique.

De tout temps les chirurgiens avaient recommandé de ne jamais amputer un membre atteint de gangrène, avant que la mortification ne fût bornée par une ligne d'un rouge vif indiquant la délimitation entre la mort et la vie. Ce conseil a entraîné la perte d'un grand nombre de malades, car la gangrène, ne se limitant pas, gagnait successivement les parties supérieures du membre et finissait par envahir le tronc.

Lorsqu'un membre est atteint par un boulet, un éclat d'obus et même par une balle, les vaisseaux et les nerfs éprouvent un tel ébranlement que les fonctions de la vie ne tardent pas à cesser dans la région atteinte.

Ce phénomène a lieu quelquefois, bien que la lésion déterminée par le projectile ait peu d'étendue. Si une affection générale survient en même temps que la blessure, la gangrène marche avec une promptitude effrayante. C'est ce que Larrey a vu chez un certain nombre de blessés atteints de fièvre jaune pendant la campagne d'Égypte[1] ; quelques heures suffisaient pour que la blessure de l'extrémité d'un membre gagnât le tronc et fît périr le malade.

Larrey enseigne avec raison que la gangrène traumatique a pour cause et pour point de départ une violence toute locale ; qu'elle ne se propage que par absorption et par l'engorgement successif des tissus. Aussi conseille-t-il de ne pas attendre quelle soit limitée par le cercle rouge dont nous avons parlé ; l'amputation, selon lui, arrête ses progrès et fait cesser le travail de désorganisation prêt à commencer dans les parties engorgées. Il conseille l'usage du quinquina, des vins, des cordiaux ; pratique judicieuse et habile, car les hommes ainsi mutilés ont besoin de récupérer des forces afin de pouvoir suffire au travail réparateur qui va s'opérer dans l'organisme et souvent obvier aux pertes occasionnées par une longue suppuration. L'amputation ne doit être faite aussi promp-

---

[1] Voir le *Mémoire* de Larrey sur la fièvre jaune.

tement qu'en cas de danger pour la vie du blessé.

C'est à Toulon, en l'an IV (1796) que Larrey pratiqua pour la première fois l'amputation dans les conditions que nous indiquons. Elle eut un plein succès.

En l'an IX (1801), pendant le siége d'Alexandrie en Égypte, Larrey fut appelé auprès d'un dragon qui avait reçu un coup de feu à l'articulation du bras gauche, l'avant-bras et le bras étaient frappés de sphacèle jusque près de l'épaule. L'habile chirurgien fit la désarticulation scapulo-humérale et le blessé guérit parfaitement.

Mais l'observation la plus remarquable d'amputation, pratiquée avant la délimitation de la gangrène, est consignée avec les plus minutieux détails dans le tome III des *Mémoires et campagnes de Larrey*, aux pages 157 et suivantes. Il s'agit d'un jeune soldat au premier régiment de la garde impériale qui reçut un de coup de fusil à vent pendant l'insurrection de Madrid, le 2 mai 1808. Ce militaire, âgé de 18 ans, d'une constitution délicate, fut apporté à l'hôpital le soir même de son accident. La balle, après être entrée dans les chairs de l'avant-bras près du coude, s'était aplatie et avait glissé entre le radius et le cubitus jusqu'à l'articulation du poignet; il fut impossible de la trouver. Malgré les soins les plus attentifs, le 6 au matin la gangrène avait envahi le membre jusqu'au milieu du bras. Regardant la mort comme inévitable si on ne pratiquait pas l'amputation, le chirurgien en chef réunit en consultation plusieurs médecins et chirurgiens. Tous, à l'exception d'un seul, rejetèrent l'opération parce que la gangrène n'était pas limitée et que le malade donnait les inquiétudes les plus graves. En effet, il était extrêmement affaibli, ses yeux étaient ternes, son pouls était misérable et intermittent; il avait le délire, il paraissait avoir tout au plus deux heures à vivre.

Larrey opéra néanmoins. Que risquait-il? de faire souffrir le malade? nullement, car la sensibilité était presque entièrement éteinte dans les parties et la désarticulation fut faite d'ailleurs en dix-sept secondes. Nous n'avons pas à décrire ce procédé opératoire aussi simple qu'ingénieux, et qui est devenu pour ainsi dire populaire parmi les praticiens, à force d'être connu. Les chairs des deux lambeaux étaient brunâtres et presque flétries. La vie générale s'éteignait également et le blessé était sur le point de mourir; Larrey le ra-

nima au moyen du quinquina et du vin chaud.
Nous ne relaterons pas la longue histoire de ce
malade ni les complications qui eurent lieu successivement et furent si graves qu'on n'aurait
pas donné au patient une heure à vivre; il
a vécu, il a récupéré une santé parfaite après
quatre-vingt-quatre jours.

Ces faits corroborés par des opérations pratiquées dans les mêmes circonstances, avec le
concours d'autres chirurgiens, ont tranché définitivement cette grave question de médecine opératoire : qu'un membre envahi par la gangrène doit
être amputé, lorsque la vie du blessé est en péril,
quand bien même la gangrène dite traumatique
n'aurait pas encore borné ses limites.

AMPUTATIONS PRIMITIVES.

En retraçant la vie de l'illustre chirurgien,
nous avons eu plusieurs fois l'occasion de parler
de l'amputation primitive, à la suite de blessures
graves reçues sur le champ de bataille.

Larrey, par ses nombreux succès, a résolu cette
question, sur laquelle deux chirurgiens du plus
grand mérite, Faure et Boucher, étaient absolument d'un avis contraire. Nous ne nous étendrons

pas avec détails sur ce sujet que nous recomman-
dons toutefois à la méditation de tous ceux qui
sont appelés à exercer sur les champs de bataille.
C'est en lisant les œuvres de celui qu'on peut
appeler le Père de la chirurgie militaire française,
qu'ils puiseront l'énergie nécessaire pour opérer
sans hésitation.

La question se réduit à savoir si, l'amputation
d'un membre étant jugée nécessaire, il est préférable d'attendre, pour opérer, que les accidents
primitifs de la blessure aient cessé, ou bien s'il
vaut mieux amputer immédiatement avant l'évo-
lution de la fièvre traumatique et des accidents
primitifs. Les résultats avantageux de l'amputation primitive avaient décidé pendant les guerres
d'Allemagne un grand nombre de chirurgiens
français à adopter cette méthode; on les accusa
de précipitation.

Des événements douloureux pour notre patrie
montrèrent qu'ils avaient raison. Les alliés ayant
envahi la France et investi la capitale, beaucoup
de blessés furent portés dans les hôpitaux
civils.

Le plus grand chirurgien de ces hôpitaux, Dupuytren, reconnut et déclara bientôt que l'ampu-

tation primitive était préférable à l'amputation consécutive, et qu'en attendant la cessation des accidents primitifs, on perdait plus de malades qu'on n'en sauvait. Cette opinion se trouve aujourd'hui généralement adoptée.

AMPUTATION DANS L'ÉPAISSEUR DES CONDYLES DU TIBIA.

Un très-heureux procédé opératoire que Larrey a employé pour l'amputation de la jambe est celui qui consiste à faire la section du membre très-près de l'articulation du genou, et à peu près au niveau de la tête du péroné, sans outre-passer toutefois le niveau de la tubérosité du tibia.

En pratiquant la section au niveau de la tubérosité du tibia, l'attache du ligament rotulien est conservée et celle des tendons fléchisseurs de la jambe, ainsi que la capsule synoviale. Comme le péroné est extirpé en même temps, on pourrait craindre la carie qui s'établit avec tant de facilité dans la substance spongieuse des os, ainsi que l'altération de l'articulation du genou et par suite l'ankylose. Ces accidents ne sont pas à redouter et la guérison est obtenue presque aussi promptement que si elle était pratiquée au lieu d'élection. Larrey avait adopté ce procédé toutes lès fois que la blessure ne lui permettait pas de faire l'opération au lieu d'élection, c'est-à-dire à trois ou quatre travers de doigt au-dessous de la tubérosité du tibia.

C'est en Égypte que l'habile chirurgien avait pratiqué cette opération pour la première fois. Après les batailles d'Eslingen et de Wagram, il amputa ainsi neuf soldats de la garde atteints de blessures graves de la jambe qui s'étendaient très-près du genou. Plusieurs chirurgiens réunis en consultation étaient d'avis de faire l'amputation de la cuisse, mais cette opération est beaucoup plus grave que celle de la jambe et fournit un plus grand chiffre de décès à la statistique. L'amputation dans l'épaisseur des condyles, au contraire, ne fait pas courir aux sujets plus de dangers que celle qu'on pratique au lieu d'élection. Elle a, en outre, sur l'amputation de la cuisse un avantage bien précieux, c'est une base d'appui très-solide. Le moignon de l'opéré, qui est formé par le genou et par deux à trois centimètres de jambe, lui permet de marcher très-facilement et sans canne. Les officiers et les gens riches qui veulent adapter à leur membre une jambe mécanique le font avec la plus grande facilité.

Il n'est pas inutile de mentionner ici une blessure très-intéressante produite chez un grenadier
de la garde par un boulet de canon, pendant les
campagnes d'Autriche. Ce projectile, après avoir
traversé de part en part le ventre d'un grenadier,
coupe la hanche d'un autre militaire placé derrière celui-ci et atteint, en l'effleurant seulement,
la cuisse d'un troisième soldat. Ce dernier n'étant
point mort sur le coup fut apporté à l'ambulance.
Il présentait les signes d'une violente contusion à
la partie antérieure de la cuisse avec une petite
plaie longitudinale placée au centre d'une large
ecchymose. Après quinze jours passés à l'hôpital,
le malade n'allait pas mieux, et pourtant il était
bien certain de n'avoir été touché que très-légè-
rement par le boulet qu'il avait vu ensuite mourir
non loin du bataillon. La plaie de la cuisse, devenue
fistuleuse, fournissait un pus de mauvaise nature.
Larrey introduisit un tire-balle au fond du trajet
fistuleux, et, chose bien étonnante, retira une
pièce de cuivre recourbée qui avait environ neuf
centimètres de longueur et un centimètre et demi
de largeur. Cette pièce de cuivre provenait de la
virole d'un écouvillon. On se demande comment
le boulet avait pu emporter ce morceau de cuivre,

traverser le corps de deux hommes et le fixer dans la cuisse d'un troisième, en ne laissant comme trace de son passage qu'une plaie très-disproportionnée à son diamètre. C'est un de ces accidents produits par les projectiles et qui paraissent inexplicables.

Nous ne terminerons pas ce qui a rapport aux plaies des membres et aux amputations qu'elles nécessitent, sans faire mention de l'extirpation de la cuisse pratiquée par Larrey, sur le champ de bataille de la Moskowa.

Le blessé avait été atteint au côté externe du pli de l'aine, par un boulet de cinq qui avait labouré les chairs jusqu'au grand trochanter et brisé le fémur jusque dans l'articulation coxo-fémorale. La blessure ayant déjà produit un lambeau, Larrey tailla l'autre et fit un pansement approprié. Le malade était un sous-officier de dragons, d'une grande énergie; il avait perdu peu de sang, l'artère crurale n'ayant pas souffert; il a guéri parfaitement.

FRACTURES COMPLIQUÉES.

Les médecins, qui écrivent paisiblement dans leur cabinet et portent, au contraire, avec beaucoup

de vivacité un jugement définitif sur les cas les plus
sérieux de médecine opératoire, n'ont pas assez
compris toutes les difficultés qui se présentent dans
l'exercice de la chirurgie sur le champ de bataille.
Quel sang-froid, quel inébranlable courage, quelle
décision prompte, sûre et pour ainsi dire infail-
lible, ne faut-il pas avoir dans une pareille situation!
La mort va saisir le malheureux blessé auprès
duquel le médecin militaire est appelé ; mais elle
est prête à le surprendre lui-même, car elle est en
avant, en arrière, elle est partout. Et pourtant il
doit se décider immédiatement.

Comme le fait très-bien observer l'illustre Larrey, une balle, dans le fort de sa course, perce la
cuisse au-dessus du genou, le projectile traverse
le membre tout entier ou bien se perd dans le
creux poplité; si l'artère poplitée n'a pas été atteinte,
les accidents n'offrent pas toujours, dans les premiers moments, la gravité qu'ils auront plus tard.
Et pourtant le fémur est fracturé jusque dans
l'articulation et le malade est destiné à subir des
souffrances cruelles, qui ne se termineront très-
probablement que par la mort.

Plusieurs de ces cas ont embarrassé, ont trompé
le grand chirurgien, en lui laissant espérer de pou-

voir guérir sans opération les malheureux atteints
par ce genre de blessures. Aussi a-t-il depuis indiqué d'une manière précise les cas de plaies
d'armes à feu à la cuisse avec fracture de l'os, qui
permettent d'espérer la guérison sans pratiquer
l'amputation, et ceux où elle est absolument indispensable.

C'est ainsi que Larrey amputa un colonel du
régiment des cuirassiers de la garde impériale
russe, comte Sackoveninsk. Cet officier supérieur
avait été atteint, à la bataille de la Moskowa, d'une
balle au-dessus du genou gauche. Le projectile, qui
s'était arrêté postérieurement sous la peau, avait
été extrait par un des chirurgiens de l'ambulance.
Comme la blessure ne paraissait pas avoir une
grande gravité, on se disposait à placer le membre
dans un appareil à fracture. Larrey arriva; l'examen de la lésion lui fit reconnaître plusieurs
fractures et il proposa l'amputation immédiate.
Les chirurgiens consultés furent d'un avis contraire;
le malade, après quelques instants d'hésitation,
demanda lui-même à ce que l'opération fût pratiquée dans le plus bref délai. Le baron Larrey
la pratiqua et le malade a guéri. L'opération était-
elle indispensable? va-t-on demander. Le grand

chirurgien est allé au-devant de cette question en disséquant lui-même le membre. Le fémur était brisé transversalement à son union avec les condyles et ceux-ci présentaient chacun une fracture perpendiculaire à la fracture principale. L'artère poplitée était dilacérée, l'articulation était remplie de sang, ainsi que tous les muscles de la jambe.

Trois autres cas à peu près semblables à celui-ci offrirent des résultats analogues, dans cette terrible bataille qui obligea le chirurgien en chef à pratiquer deux cents amputations dans les premières vingt-quatre heures.

PLAIES DE TÊTE.—DU TRÉPAN.

Larrey a laissé des indications précieuses sur les plaies de tête, qui nécessitent ou non l'opération du trépan. Bien que nous en ayons parlé dans le cours de cet ouvrage, nous regardons comme très-utile de revenir sur cet intéressant sujet qui a été traité avec un grand talent et une expérience incomparable par le maître dont nous parlons.

Dans le siècle dernier, le professeur Desault avait déclaré mortelle toute opération de trépan faite dans le but de favoriser l'extraction ou la sortie de corps étrangers. Cette opinion avait rendu les chirurgiens très-timides, et empêché ce mode de traitement chez un grand nombre de malades qui ont succombé et qui auraient pu guérir. Il ne fallut rien moins que l'autorité du chirurgien en chef de la grande armée, appuyée sur des observations de réussite complète pour modifier les idées généralement reçues et faire rejeter le précepte beaucoup trop absolu du chirurgien de l'Hôtel-Dieu de Paris. Il est vrai de dire qu'on était autrefois dans l'habitude de ruginer les os du crâne dans une trop grande étendue et qu'en détruisant ainsi le périoste, ce *générateur* de la substance osseuse, on favorisait la nécrose des points situés autour et voisins de l'ouverture de trépanation.

Larrey a d'abord indiqué quels sont les cas où l'opération du trépan est indispensable et quelle est l'époque où l'on doit faire cette opération. Ces préceptes sont d'une concision remarquable.

« Lorsque, dans une plaie avec fracture au
« crâne, les fragments sont déplacés et enfoncés
« vers son intérieur, de manière à léser la dure-
« mère et le cerveau, le trépan est indispensable.

« Lorsque le corps étranger qui a fait la bles-
« sure est enclavé dans l'intervalle des fragments
« ou qu'il a pénétré dans l'intérieur du crâne sans
« s'éloigner de la voûte de cette cavité, c'est en-
» core un cas qui réclame l'application du trépan.

« Enfin, lorsqu'on a pu s'assurer de l'existence
« d'épanchement d'un fluide sous le crâne, le
« trépan est également indiqué[1]. » Mais le chirurgien Larrey interdit formellement le trépan,
lorsque les corps étrangers, s'éloignant de la voûte
du crâne, pénètrent dans l'intérieur de la pulpe
cérébrale. L'opération du trépan doit être faite
de bonne heure pour réussir. Nous avons rapporté
(page 142), un cas de guérison fort remarquable.
Lorsqu'elle est faite tardivement, elle n'offre plus
guère de chances de succès. Tels sont les deux
cas suivants : un soldat russe avait été frappé par
une balle de plomb à la tempe gauche. Le projectile en atteignant le sujet, s'était divisé en deux
parties. La première s'était laminée en passant à
travers une petite fente produite au moment même
du choc et avait pénétré sous la boîte osseuse.
L'autre portion de la balle de plomb, dilacérant

---

[1] *Mémoires et Campagnes,* t. IV, p. 188.

le muscle crotaphite, s'était arrêtée à l'apophyse mastoïde. Il y avait cinq jours que ce militaire était blessé, lorsque Larrey l'opéra; son état donnait de grandes inquiétudes, car il était paralysé du côté droit et avait perdu l'usage de ses sens. Le chirurgien en chef débrida la plaie, fit une contre-ouverture afin d'extraire la portion extérieure du projectile. Il appliqua ensuite une couronne de trépan à la partie déclive de la plaie et parvint à extraire l'autre moitié de la balle avec plusieurs esquilles, et à donner une issue au sang épanché. Soulagé d'abord, le malade succomba quelques jours après dans un état adynamique. D'après le chirurgien Larrey, ce malade aurait pu être sauvé, si on lui avait pratiqué plus tôt l'opération du trépan.

Un soldat de la vieille garde reçut, à la bataille de la Moskowa, une balle qui fractura la partie moyenne et postérieure du pariétal droit, et chassa devant elle plusieurs fragments de cet os. Comme on croyait que la plaie ne renfermait pas de corps étrangers, on débrida et on fit un pansement ordinaire.

Les symptômes de compression se déclarèrent, mais lentement. Larrey fut appelé et proposa l'opération du trépan. Le chirurgien qui traitait le blessé, comptant sur les efforts de la nature pour obtenir la guérison, rejeta cette opération. Le vingt-et-unième jour de sa blessure, le malade rendait le dernier soupir. A l'autopsie, on trouva un fragment de balle et une esquille enfoncés dans la dure-mère. La pulpe cérébrale était ulcérée dans le point correspondant. Il est à croire que le malade eût guéri, si on eût pratiqué de bonne heure l'opération du trépan.

S'il est parfois indispensable de faire la grave opération dont nous parlons, il est quelquefois inutile ou dangereux de l'entreprendre. Larrey a laissé encore d'excellents conseils à cet égard. Dans toute fracture du crâne, s'il n'y a pas pénétration de corps étrangers ou d'esquilles à l'intérieur de la boîte osseuse; s'il n'y a, en un mot, qu'une fêlure, quelle que soit son étendue, il est inutile d'appliquer le trépan lorsqu'il n'y a pas de symptômes de compression bien manifestes. Il est également dangereux de trépaner lorsque les membranes du cerveau sont enflammées.

Larrey, consulté à temps pour différents malades atteints de plaies de tête compliquées de fractures et qu'on allait opérer, conseilla de différer l'application du trépan. Il sauva ainsi la vie à ces blessés qui, selon toutes probabilités, n'auraient pas guéri. Aussi ce grand chirurgien, tout en conseillant cette difficile opération dans certains cas, n'engage-t-il à la pratiquer qu'avec une extrême circonspection.

La blessure exige-t-elle l'opération, il faut faire celle-ci immédiatement après l'accident et extraire les corps étrangers qui lèsent la dure-mère ou le cerveau. Si on attend plus de vingt-quatre heures, les méninges sont déjà envahies par l'inflammation, et l'opération du trépan ne fait qu'ajouter une inflammation à une autre. Dans de telles circonstances ces membranes tombent presque toujours en gangrène.

Si on arrive quand les méninges sont déjà enflammées, il faut temporiser jusqu'à ce que cet accident soit dissipé; si l'inflammation des méninges persiste, il faut temporiser encore. Toute opération pratiquée dans de telles conditions ne ferait que hâter la fin du blessé. Quand Larrey avait trépané un malade, il plaçait dans le trou et sur la plaie un linge fin fenêtré, trempé dans du vin miellé ou sucré, et un appareil contentif très-léger, de façon néanmoins à ce que la plaie fût à l'abri du contact de l'air, et il entretenait le corps libre au moyen de boissons stibiées.

Larrey a publié un certain nombre d'observations, pour faire remarquer la fréquence des abcès du foie survenant consécutivement aux plaies de tête. Il regarde ces abcès comme une conséquence d'un trouble dans l'innervation, et non comme le résultat d'un choc direct sur la glande hépatique.

PLAIES PÉNÉTRANTES DE POITRINE.

Larrey a vu un grand nombre de plaies pénétrantes de poitrine. Le premier des chirurgiens de son temps, il a fermé immédiatement ces plaies, quel que fût l'organe lésé, et il a laissé d'excellents préceptes pour le traitement et la guérison de ces graves blessures.

Une balle, qui a pénétré dans la poitrine et s'est ensuite fixée dans l'intervalle des côtes, peut rester dans cette situation pendant un temps assez long sans produire d'accidents sérieux. Mais si, au contraire, après avoir pénétré dans cette cavité, elle roule d'un point à un autre, elle détermine une irritation perpétuelle donnant naissance à une sérosité, et à une collection purulente qui finissent par épuiser le malade. Il est donc souvent indispensable d'extraire ce corps étranger; opération délicate, difficile, et qui exige une grande habileté.

Tels sont les deux faits que nous allons indiquer : un voltigeur de la jeune garde reçut au combat de Paris une balle qui, se dirigeant de haut en bas, coupa la moitié supérieure de la quatrième côte du côté droit à la manière d'un emporte-pièce, à quatre centimètres environ de son cartilage sternal et, traversant le poumon, vint se fixer vers la neuvième vertèbre dorsale. Il y eut une hémorrhagie abondante et des accidents qui conduisirent le malade aux portes du tombeau. Ces accidents aigus cessèrent peu à peu jusqu'au mois d'août 1814, époque à laquelle le baron Larrey le vit pour la première fois. Le malade présentait une plaie fistuleuse à la partie supérieure de la poitrine du côté droit, d'où il s'écoulait chaque jour une abondante suppuration. Il était d'une maigreur extrême, et devait infailliblement succomber dans le marasme. Larrey introduisit par l'ouverture de la plaie une algalie flexible et, parcourant avec elle les différents points de la cage thoracique du côté droit, il sentit un corps dur et métallique : c'était le projectile. Pour l'extraire, il

25

pratiqua une contre-ouverture en rapport avec le fond du foyer, c'est-à-dire entre la huitième et la neuvième côte. Il s'écoula une certaine quantité de pus ; Larrey parvint facilement à extraire la balle qui était aplatie. La plaie supérieure se cicatrisa et le malade revint à la santé. On le considérait comme étant presque entièrement guéri, lorsque ce jeune soldat fit un excès d'eau-de-vie, et contracta une entérite aiguë à laquelle il succomba cent jours après l'opération.

A l'autopsie, on constata que le foyer de la maladie avait presque disparu.

Le fait suivant est également intéressant à plus d'un titre et présente, en outre, des difficultés dont le chirurgien a triomphé avec un rare bonheur.

Le 22 juillet 1812, un caporal du 61e de ligne, nommé Louis Claye, reçut au combat de Moïllow, en Russie, une balle qui pénétra dans la poitrine entre la huitième et la neuvième côte du côté droit; il resta deux jours sur le champ de bataille. Porté à l'hôpital, il allait périr suffoqué par un énorme épanchement de sang dans le thorax, quand un chirurgien, élargissant la plaie, donna issue au liquide. Le blessé arraché à la mort, mais non guéri, fut évacué sur les hôpitaux de Kœnigs-

berg et Thorn. La plaie se referma ; mais de nouveaux accès de suffocation se reproduisirent et le
malade allait encore succomber lorsque la nature
faisant toute seule l'office de chirurgien, créa
un abcès qui s'ouvrit spontanément sous le re-
bord des fausses côtes et donna issue à plusieurs morceaux de vêtement. On entretint la
plaie au moyen d'une mèche et le blessé traîna une
vie languissante jusqu'au mois de juin 1816.
Admis dans le service de Larrey, à l'hôpital du
Gros-Caillou, il devint immédiatement l'objet de
la sollicitude du grand chirurgien. A la première
inspection du malade, Larrey, au moyen d'une
sonde, reconnut la présence du projectile au fond
de la cavité droite du thorax ; il débrida la plaie
et saisit la balle, mais sans pouvoir l'extraire parce
que l'espace intercostal était trop étroit. Le malade avait la fièvre hectique et était voué à une
mort certaine si on ne parvenait pas à retirer le
corps étranger. Se servir de la scie ou pratiquer
la trépanation était impossible.

Larrey imagina d'employer le couteau lenticulaire ; il agrandit l'ouverture de la plaie dans
l'intervalle des côtes, fit ensuite une incision perpendiculaire jusqu'à la côte inférieure et écarta les

deux angles charnus de cette nouvelle plaie, de façon à mettre à nu dans l'étendue de huit à neuf centimètres la surface convexe de la côte. Deux artérioles qui donnaient du sang furent bientôt liées. C'est alors que l'opérateur passa entre les deux côtes le couteau lenticulaire dont il avait enlevé la lentille, et se mit à couper couche par couche la côte inférieure, de façon à pratiquer une échancrure semi-lunaire qui entama les trois quarts de cette côte. Cette ouverture considérable était à peine suffisante pour extraire la balle qui était d'un gros calibre et qui avait plusieurs fois refusé de sortir. Enfin elle fut extraite au moyen d'une pince à polype. Après l'opération, Larrey injecta une certaine quantité d'eau de guimauve tiède. Le lendemain des accidents inflammatoires exigèrent l'application de ventouses scarifiées autour de la plaie. Le calme revint bientôt, mais le 25 juillet, c'est-à-dire trois jours après l'opération, le malade s'étant rendu à la garde-robe, fit un mouvement brusque et rompit la côte qui avait été échancrée pour donner passage au projectile. L'artère inter-costale dilacérée donna lieu à une hémorrhagie très-grave, que Larrey fit heureusement cesser par la compression, mais le malade tomba dans

un état adynamique tel qu'on désespéra presque
de le sauver. Néanmoins l'administration du quinquina et des toniques lui rendirent des forces qui
lui permirent d'arriver à une guérison complète.
Le 1ᵉʳ octobre 1816, ce militaire retournait dans
ses foyers. Cette observation est certainement une
des plus intéressantes que renferment les annales
de la science.

PLAIES DU BAS-VENTRE.

Dans les plaies du bas-ventre avec issue de
l'épiploon, Larrey donne le conseil de laisser au
dehors cette membrane adipeuse, lorsqu'on n'a pas
pu la réduire dès les premiers moments et avant
qu'il n'y soit survenu du gonflement. Il recom-
mande d'envelopper cette partie de l'épiploon
d'un linge fin, enduit de cérat safrané qui la
garantira du contact de l'air, des corps extérieurs,
et empêchera son adhérence avec les bords de la
plaie. Si l'épiploon est étranglé par l'étroitesse de
cette plaie, il faut débrider assez largement pour
que cette membrane puisse rentrer dans la cavité
abdominale, mais toujours par les seules forces de
la nature. Cette partie herniée de l'épiploon augmente de volume, devient rouge et douloureuse

pendant les premiers jours; mais, après deux semaines, ces phénomènes inflammatoires se dissipent peu à peu et la réduction se fait d'elle-même et d'autant mieux que le sujet se trouve placé dans de bonnes conditions.

Si l'épiploon hernié vient à être frappé de gangrène partielle et sans prolongement dans l'abdomen, il faut couper avec des ciseaux cette partie mortifiée, mais sans toucher au vif, afin d'éviter une hémorrhagie. Dans ces circonstances, « l'in-« flammation adhésive temporaire, dit Larrey, « qui s'établit entre la portion épiploïque et les « bords de la plaie, arrête la gangrène; la portion « tion d'eschare qui reste s'exfolie successive-« ment; le pédicule, resté sain, ne tarde pas à « rentrer spontanément, et le malade est sauvé. » Si la gangrène a gagné les viscères, il faut s'abstenir, car la mort est certaine. Ainsi il ne faut ni retrancher par l'instrument tranchant l'épiploon hernié, sous peine de voir survenir des hémorrhagies dont on se rendrait maître très-difficilement; ni faire la ligature totale de cette partie de l'épiploon dans la crainte de provoquer des phénomènes d'inflammation suivis de la mort des malades. Ce sujet a été traité avec beaucoup de détails par le baron Larrey, dans les *Mémoires de l'Académie royale de chirurgie*, t. III, p. 394.

Nous croyons utile de rapporter, très-brièvement, une observation qui vient corroborer le mode de traitement indiqué par le chirurgien de la grande armée.

Un jeune officier fut blessé par un coup de sabre à la partie moyenne et inférieure de l'hypocondre droit, à deux travers de doigt du cartilage de la huitième côte. L'estomac avait été lésé et une portion considérable de l'épiploon sortait par l'ouverture de la plaie qui était irrégulière et resserrée. Faiblesse du pouls, voix éteinte, refroidissement des extrémités, hoquet, vomissements bilieux et sanguinolents, anxiété extrême ; le malade allait périr. Larrey, en débridant la plaie, fit cesser en partie ces accidents. L'épiploon hernié égalait le volume d'une grosse pomme ; il fut enveloppé dans du linge fenêtré imbibé de vin chaud. La tumeur épiploïque s'enflamma pendant les premiers jours, mais commença à diminuer et à opérer elle-même sa réduction, que Larrey aida par une compression graduée au moyen d'une compresse épaisse et imbibée de vin. Peu à peu et au fur et à mesure que l'épiploon rentrait dans le ventre, la plaie se cicatrisait. La guérison était entière le quarante-cinquième jour.

Larrey a écrit un volumineux mémoire sur les plaies de la vessie, et sur les accidents causés par les corps étrangers introduits dans ce viscère. Il combat cet aphorisme d'Hippocrate (*cui persecta vesica, lethale*) et fait voir, par des guérisons authentiques, que les plaies de la vessie ne sont pas toujours mortelles. Les bornes restreintes de cet ouvrage nous empêchent, à notre grand regret, d'indiquer les nombreux signes à l'aide desquels Larrey a perfectionné le diagnostic de ces redoutables maladies. Les observations relatées dans ce mémoire intéressent d'autant plus les praticiens, que les plaies de la vessie n'étaient pas complétement bien connues avant que le grand chirurgien les eût observées sur le champ de bataille.

Nous terminerons ce rapide aperçu des œuvres chirurgicales du baron Larrey, et nous ne ferons que mentionner ses travaux sur les anévrysmes, et les avantages qu'il a retirés du cautère actuel et du moxa dans le traitement des maladies articulaires.

En lisant avec attention le récit détaillé des nombreuses observations publiées par le baron Larrey, à propos des opérations qu'il a faites ; en méditant sur le traitement interne qu'il a imposé à ses malades, on admire avec quel art profond cet habile praticien savait aider la nature pour la faire triompher des accidents si variés qui compliquent les plaies chez les hommes de guerre, et l'on voit que le *médecin* était à la hauteur du *chirurgien*.

La fièvre traumatique, les hémorrhagies, le tétanos, la pourriture d'hôpital, l'adynamie étaient des complications terribles qui exigeaient de sa part un tact extrême. Pour les combattre, il maniait avec une rare sagacité le froid et le feu, l'éther, le quinquina, l'alcool, le camphre, l'ipécacuanha, les toniques, etc. Presque toujours il alimentait de bonne heure ses malades avec une certaine libéralité, et s'en trouvait bien. L'homme qui a été atteint dans un combat se trouve, par cela même, dans des conditions de maladie exceptionnelles. Il a souvent dépensé pendant la chaleur de l'action tout ce qu'il avait de vigueur physique et ce je ne sais quoi auquel on a donné le nom de force morale. Porté à l'ambulance et ensuite à l'hôpital, il ne tarde pas à tomber dans un état de faiblesse qui exige la plus grande vigilance. Faut-il l'opérer? doit-on attendre? questions que se sont posées bien des fois les chirurgiens d'armées, et que Larrey a toujours résolues avec une grande netteté de jugement, justifiée par le succès. Il raconte ce qu'il a vu, ce qu'il a fait, et compare les résultats de sa pratique avec ceux obtenus par ses devanciers. Ses œuvres chirurgicales, qui sont volumineuses, relatent une multitude de procédés heureux qu'il a employés dans les opérations et dans les pansements des malades, au milieu des circonstances les plus difficiles. Larrey forme, pour ainsi dire, le trait d'union entre la chirurgie des derniers siècles et celle de nos jours. Il a été apprécié à sa juste valeur comme praticien par Dupuytren, le plus célèbre des chirurgiens civils, et l'éloge, dans la bouche d'un homme si compétent, nous dispense de rien ajouter.

Larrey, comme nous l'avons déjà dit, est la plus haute personnification du chirurgien militaire, par ses éminentes qualités morales et par son aptitude professionnelle. On doit le considérer comme le rénovateur de la chirurgie des armées.

En effet, par *la création des ambulances volantes*, il a sauvé des milliers de malheureux fatalement voués à la mort. Bien plus, la prévoyance de cet homme excellent, traversant les siècles, arrachera encore au trépas un nombre incalculable de blessés. Cette grande découverte est donc une des plus précieuses qu'il fût possible de faire, et l'on peut dire, dans toute l'acception des termes, que l'existence de Larrey a été un bienfait pour l'humanité.

Sa belle physionomie rappelle beaucoup celle d'Ambroise Paré, qui devint le plus grand chirurgien de son époque, et fut singulièrement estimé par les derniers rois de France du XVIe siècle. En rapprochant les noms de ces deux chirurgiens, on est porté à se demander s'il n'existe pas une certaine parenté morale et comme un invisible lien entre les grands citoyens de tous les temps, dont l'intelligence et les fortes vertus sont la gloire de leur pays et l'honneur de l'espèce humaine.

PIÈCES JUSTIFICATIVES.

I

COMMISSION GÉNÉRALE DE SANTÉ.

Paris, le 6 messidor an II de la République.

La Commission de santé

Au citoyen LARREY, *chirurgien en chef de l'armée de Corse.*
(14e armée.)

Lorsqu'un officier de santé est animé de l'esprit du républicanisme, lorsqu'il connaît toute l'étendue de ses devoirs et qu'il aime à les remplir, il ne se contente pas de consacrer les talents qu'il possède au soulagement de l'humanité souffrante; il travaille encore journellement pour en acquérir de nouveaux, et se rendre de plus en plus utile à sa patrie. La Commission de santé voit avec plaisir, Citoyen, que tu as adopté ce principe. Elle t'invite à continuer tes travaux avec le même zèle. Son estime et sa confiance, la reconnaissance de tes collaborateurs que tu prends soin d'instruire, le bien qui doit en résulter pour nos braves frères d'armes malades, et surtout le bon témoignage de ta conscience te seront une récompense digne de ton cœur.

Salut et fraternité,

Signé : BERTIOLLE, PELLETIER, BAYEU, VESGES, Ant. DUBOIS, BIRON.

Au quartier général du Caire,

Je vous prie de faire payer une gratification de 1,200 livres à la femme du citoyen Larrey, chirurgien en chef de l'armée. Il nous a rendu, au milieu du désert, les plus grands services par son activité et son zèle. C'est l'officier de santé que je connaisse le plus fait pour être à la tête des ambulances d'une armée.

Signé : BONAPARTE.

III

LIBERTÉ. ÉGALITÉ.

AU QUARTIER GÉNÉRAL DEVANT ACRE,

Le 9 floréal an VII de la République française.

Le commissaire ordonnateur en chef DAURE
Au citoyen LARREY, *chirurgien en chef de l'armée.*

Le général en chef, Citoyen, satisfait des services que vous rendez journellement à l'armée, voulant vous donner une marque de sa satisfaction, me charge de vous prévenir qu'il vous accorde une gratification de deux mille livres, que vous pourrez toucher à votre volonté au Caire, ou à Paris : il désire connaître de suite votre intention à cet égard, je vous prie de me la faire connaître. Soyez persuadé que le général en chef ne pouvait choisir un intermédiaire qui s'acquittât de cette commission avec plus de zèle que moi.

Signé : DAURE.

IV

LIBERTÉ.   ÉGALITÉ.

AU QUARTIER GÉNÉRAL DU CAIRE,

Le 27 frimaire an VIII de la République française.

KLÉBER, *général en chef,*

Au citoyen LARREY, *chirurgien en chef de l'armée.*

Je vous préviens, Citoyen, que j'ai donné l'ordre au payeur général de vous compter deux mille livres, à titre de gratification pour les services que vous avez rendus pendant la campagne d'Héliopolis.

Je vous salue,

Signé : KLÉBER.

V

AU QUARTIER GÉNÉRAL DU CAIRE,

Le 12 messidor an VIII de la République
une et indivisible.

MENOU, *général en chef*,

Au citoyen LARREY, *chirurgien en chef de l'armée et président
de la Commission extraordinaire de Salubrité publique.*

J'ai reçu, Citoyen, l'extrait des rapports présentés à la Commission extraordinaire de Salubrité publique. Les vues qu'ils renferment ne font que confirmer la haute opinion que l'armée et moi, en particulier, avons de vos talents et de votre attachement à la chose publique. J'attendrai avec bien de l'empressement le rapport général pour l'amélioration des hôpitaux et lazarets.

Je vous salue,

Signé : MENOU.

VI

Département
de
LA GUERRE.

LIBERTÉ. RÉPUBLIQUE FRANÇAISE. ÉGALITÉ.

Paris, le 3 nivôse an IX de la République
française une et indivisible.

Le Ministre de la guerre

Au citoyen LARREY, *chirurgien en chef de l'armée d'Orient.*

Le général en chef de l'armée d'Orient a fait
connaître au gouvernement, Citoyen, le dévouement sans bornes, et le succès avec lequel vous
avez concouru, jusqu'ici, à la conservation de
cette précieuse armée. Le gouvernement, qui
veille avec amour sur elle, a vu ainsi remplir par
vos soins une de ses intentions les plus chères :
celle de préserver une aussi belle portion des
armées françaises des dangers et de l'inexpé-
périence d'un climat si différent du sien. En ap-

plaudissant à vos efforts, aussi glorieux qu'utiles, il ne peut que vous inviter à une persévérance constante, dont le terme doit accumuler sur vous la reconnaissance de l'armée que vous aurez conservée, et celle du gouvernement qui met le plus grand prix à son salut.

Je vous salue,

Signé : Alex. Berthier.

VII

LIBERTÉ.   ÉGALITÉ.

Paris, le 18 nivôse an IX de la République
une et indivisible.

Le Ministre de la guerre

Au citoyen LARREY, *chirurgien en chef de l'armée d'Orient.*

Vous avez rendu, Citoyen, aux militaires blessés de l'armée d'Orient des services trop mar-
quants pour ne point fixer sur vous l'attention
particulière du premier Consul. Il est satisfait de
votre zèle, et c'est avec bien de l'empressement
que je remplis l'ordre qu'il m'a donné de vous le
témoigner.

Je vous salue,

Signé : Alex. BERTHIER.

VIII

LIBERTÉ.   ÉGALITÉ.

Paris, le 8 pluviôse an IX de la République.

Le Ministre de la guerre

Au citoyen LARREY, *chirurgien en chef de l'armée d'Orient.*

Vous avez plus que personne, Citoyen, des droits à la reconnaissance nationale. Ne craignez donc pas que le premier Consul, qui a été témoin de votre dévouement, qui a souvent admiré votre zèle et vos talents, puisse jamais oublier les services que vous avez rendus à la République. L'armée d'Orient fixe les regards de l'Europe. Bientôt la paix permettra aux braves qui la composent de venir dans leurs foyers recueillir le tribut d'admiration qu'ils ont inspirée.

Le gouvernement n'a laissé échapper jusqu'ici aucune occasion de faire connaître à la France entière les services que vous avez rendus, et que l'armée d'Égypte, à la gloire de laquelle votre nom est désormais associé, réclame encore pour quelque temps. Votre épouse, qui jouit d'une bonne santé, vient de toucher une somme de 1,500 francs à titre de récompense nationale.

Quant à moi, Citoyen, j'ai éprouvé particulièrement une vive satisfaction, que la relation que j'ai publiée de l'expédition d'Égypte m'ait mis à même de rendre justice à votre dévouement. Je n'y ai point laissé ignorer *qu'on vous avait vu souvent à la tête de vos dignes confrères panser les malheureux blessés sous le feu de l'ennemi, au pied même de la brèche.* J'ai contracté par là l'engagement de faire valoir dans toutes les circonstances vos droits à la reconnaissance nationale ; je le remplirai avec exactitude.

Je vous salue,

Alex. BERTHIER.

IX

RÉPUBLIQUE FRANÇAISE.

Paris, le 1er frimaire an XII.

Le Directeur de l'administration de la guerre

Au citoyen LARREY, *chirurgien en chef de la garde des consuls.*

Je vous préviens, Citoyen, que par son arrêté du **23** de ce mois, le premier Consul vous a nommé inspecteur général du service de santé des armées.

Je vous salue,

Signé : DEJEAN.

X

LÉGION D'HONNEUR.

Paris, le 27 frimaire an XII.

Le grand Chancelier de la Légion d'honneur

Au citoyen LARREY, *de l'Institut du Caire, chirurgien en chef de la garde des consuls.*

Le grand conseil de la Légion d'honneur vient de vous nommer membre de cette Légion.

Je m'empresse, et me félicite vivement, Citoyen, de vous annoncer ce témoignage de l'estime du grand conseil et de la reconnaissance nationale.

J'ai l'honneur de vous saluer,

Signé : LACÉPÈDE.

XI

LÉGION D'HONNEUR.

Paris, le 26 prairial an XII.

Le grand Chancelier de la Légion d'honneur

A Monsieur LARREY, *inspecteur général du service de santé,
officier de la Légion d'honneur.*

L'Empereur, en grand conseil, vient de vous nommer, Monsieur, officier de la Légion d'honneur.

Je m'empresse de vous annoncer ce témoignage particulier de la bienveillance de Sa Majesté impériale et de la reconnaissance de la nation.

Signé : LACÉPÈDE.

XII

Extrait des minutes des actes du gouvernement, déposées à la 2ᵐᵉ section des archives du ministre de la guerre.

Extrait d'un rapport du Ministre de la guerre.

_____

M. Larrey, officier de santé, distingué par ses talents, donne chaque jour de nouvelles preuves de son activité, et a fait remarquer son zèle à secourir les blessés dans les campagnes qu'il a faites en Italie, en Égypte et à la grande armée. Créateur des ambulances légères, il a constamment dirigé celles de la garde de Sa Majesté, qui ont rendu les plus grands services.

J'ai l'honneur de proposer à Sa Majesté d'élever M. Larrey au grade de Commandant de la Légion d'honneur.

XIII

Extrait du décret rendu à Finkienstein.

Le 12 mai 1807.

Le sieur Larrey, chirurgien en chef de notre garde, et officier de la Légion d'honneur, est nommé Commandant de la Légion d'honneur.

Notre grand chancelier de la Légion d'honneur est chargé de l'exécution du présent décret.

Signé : Napoléon.

XIV

LÉGION D'HONNEUR.

Paris, le 12 mai 1807.

Le grand Chancelier de la Légion d'honneur

A Monsieur LARREY, *l'un des commandants de la Légion d'honneur, chirurgien en chef de la garde impériale.*

L'Empereur et Roi, en grand conseil, vient de vous nommer, Monsieur, l'un des commandants de la Légion d'honneur.

Je m'empresse de vous annoncer ce témoignage éclatant de la bienveillance de Sa Majesté Impériale et Royale, et de la reconnaissance de la nation.

Signé : LACÉPÈDE.

XV

ORDRE ROYAL ITALIEN DE LA COURONNE DE FER.

Milan, 25 décembre 1807.

Le Chancelier du royal ordre de la Couronne de Fer

A Monsieur LARREY, *premier chirurgien de la garde impériale.*

Sa Majesté Napoléon Ier, empereur des Français, roi d'Italie, grand maître de l'ordre de la Couronne de Fer, a daigné, par décret du vingt-trois courant, vous inscrire au nombre des chevaliers.

Je m'estime heureux et m'empresse de vous donner cet avis, et de constater ici la satisfaction que j'éprouve de vous voir récompenser, avec cet acte de souveraine faveur, des services que vous avez rendus à la couronne et à l'Italie.

Signé : MARESCALCHI.

XVI

Extrait des minutes de la Secrétairerie d'État.

Au Palais des Tuileries, le 12 février 1812.

Napoléon, empereur des Français, roi d'Italie et protecteur de la Confédération du Rhin.

Nous avons dérété et décrétons ce qui suit :

Le baron Larrey, chirurgien en chef de notre garde impériale, est nommé chirurgien en chef de la grande armée. Nos ministres de la guerre et de l'administration de la guerre sont chargés de l'exécution du présent décret.

Signé : NAPOLÉON.

XVII

PASSAGE DE LA BÉRÉZINA.

Manuscrit de 1812, par le baron Fain
(Tome II, p. 399).

L'Empereur était de retour à son quartier général de Zaniwky, quand le canon, qui redouble sur l'autre rive, et des clameurs qui s'élèvent des ponts fixent toute son attention. Une agitation surnaturelle a bouleversé la foule qui remplit la vallée. Des voix se font distinctement entendre, et bientôt, parmi les broussailles du marais, on voit sortir des hommes nus qui se sont élancés à travers les glaçons pour franchir la rivière à la nage. Dans le nombre est le colonel V...., qu'on a peine à reconnaître dans cette nudité sauvage. Un moment après arrive le docteur Larrey, à moitié étouffé, entouré de quelques soldats qui l'ont tiré de la foule et l'ont ramené sur leurs bras. Il était

allé chercher sur l'autre rive une caisse d'instruments de chirurgie, que le nombre croissant de nos
blessés ne rendait que trop nécessaire. Peu s'en
est fallu qu'il ne devînt ainsi victime de son dévouement.....

XVIII

A Monsieur le baron LARREY, *premier chirurgien de la grande armée et de la garde impériale.*

Je vous préviens, Monsieur, que l'Empereur, par décret du 7 août, vous a accordé une pension de trois mille francs, indépendamment de tout traitement. Cette pension, payable à domicile par semestre, sera inscrite au livre des pensions du Trésor impérial. Elle commencera à courir à dater du 1ᵉʳ de ce mois.

Les ministres des Finances et du Trésor impérial sont chargés de l'exécution de ce décret.

Le prince, vice-connétable major-général,

Signé : Alexandre BERTHIER.

XIX

Mémoires sur l'intérieur du Palais impérial
par de Bausset (tome IV, p. 279.)

NAPOLÉON,

..... Ces pauvres conscrits!... j'étais bien in-
juste à leur égard pendant mon séjour à Dresde...
Cette similitude de blessures qu'ils avaient tous
au petit doigt m'avait porté à les accuser de
lâcheté ; mais Larrey m'a rendu un grand service
en me prouvant que ces blessures étaient le résultat de leur maladresse dans le maniement du
fusil....; sans cela je les aurais bien maltraités.
Larrey est un homme excellent; ceux de son
espèce sont bien rares! Toute l'armée le respecte
et l'estime.

XX

Décret du 9 avril 1818, rendu par les Chambres en faveur du baron LARREY.

Ce décret fait une exception pour lui sur la loi des finances, relatives au cumul d'un traitement, avec une ou plusieurs pensions, et voici le principal considérant qui lui est personnel :

« M. Larrey, chirurgien en chef des armées françaises, est connu de vous tous, Messieurs; il a suivi nos armées partout pendant vingt ans, en Égypte, comme à Moscou. Il a bravé la peste avec un admirable dévouement pour soigner nos soldats, et l'humanité lui devait une récompense. »

(Le rapporteur.)

XXI

Napoléon dans l'exil,

Par O'MÉARA, *son chirurgien à Sainte-Hélène.*

(Traduit de l'anglais, tome II, pag. 249.)

..... Il a parlé ensuite de Larrey.

« Larrey, a-t-il dit, était le plus honnête homme et le meilleur ami du soldat que j'aie jamais connu. Vigilant et infatigable dans les soins qu'il donnait aux blessés, on voyait Larrey sur le champ de bataille, après une action, accompagné d'une troupe de jeunes chirurgiens, cherchant à découvrir quelque signe de vie dans les corps étendus sur la terre. On trouvait Larrey dans la saison la plus dure, à toutes les heures du jour et de la nuit, au milieu des blessés. Il laissait à peine un moment de repos à ses aides, qu'il tenait continuellement à leurs postes. Il tourmentait les généraux, et allait les éveiller pendant la nuit toutes les fois qu'il avait besoin de fournitures ou de secours pour les blessés et les malades. Tout le monde le craignait, parce qu'on savait qu'il irait sur-le-champ se plaindre à moi. Il ne faisait la cour à personne, et il était l'ennemi implacable des fournisseurs.

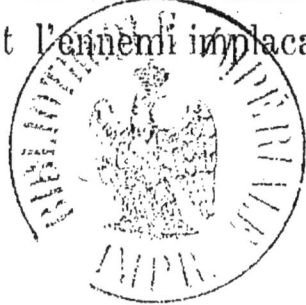

XXII

Paris, le 29 décembre 1820.

Monsieur, je m'empresse de vous annoncer que par une ordonnance du 27 décembre, en vertu de l'article 20 de celle du 20 du même mois, portant création d'une Académie royale de médecine, le Roi a bien voulu vous nommer membre titulaire de cette Académie, section de Chirurgie.

Je ne doute pas de votre empressement à seconder par vos lumières le succès d'une institution qui doit concourir puissamment au perfectionnement de l'art de guérir.

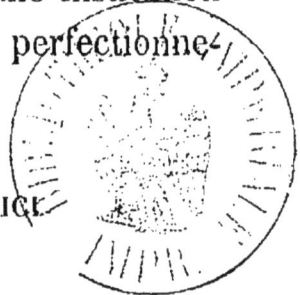

Signé : PUIGT

TABLE DES MATIÈRES

FIN DE LA TABLE DES MATIÈRES.

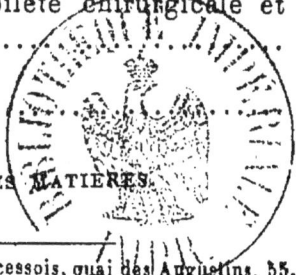

Paris.—Imprimé chez Bonaventure et Ducessois, quai des Augustins, 55.

LARREY

CHIRURGIEN EN CHEF DE LA GRANDE ARMÉE

P A R

Le Docteur LEROY-DUPRÉ.

1 joli volume in-18 jésus, orné d'un beau portrait sur acier.
Prix : 3 fr.

On n'a pas encore tout dit sur le baron Larrey, et, chose rare, cette grande figure gagne à distance en relief et en éclat; plus on le connaît et plus on l'aime.

Dans la position effacée de chirurgien en chef, il a su être sublime.

Après la bataille, le général et le soldat se reposent de leurs glorieuses fatigues; le chirurgien militaire, lui, n'a de repos ni pendant ni après l'action : pansements sous le feu de l'ennemi, opérations à l'ambulance, le typhus et les épidémies ; que de périls à affronter ! que de fléaux à combattre ! Vit-on jamais plus noble et plus ferme attitude que celle du baron Larrey à la bataille d'Eylau! n'a-t-il pas été héroïque dans cette funeste campagne de 1812 ? Quel type accompli du chirurgien militaire, et quel parfait modèle de l'homme de bien!

Le livre que nous offrons au public est un hommage légitime rendu à la vertu.

LA FEMME
Telle qu'elle est

ÉTUDE

Par le chevalier de **MOELLER**
Officier de la Légion d'honneur.

1 beau volume in-18 jésus, orné d'une jolie figure.
Prix : 3 fr.

M. de Mœller, dans cette étude pleine d'aperçus nouveaux et de fines observations, nous montre la femme dans son vrai jour, et après avoir examiné tour à tour la mère de famille et la femme du monde, sondé ses vertus comme ses faiblesses, il pose nettement la question de savoir si elle ne doit pas prendre une place plus libérale et mieux définie dans notre société ; car, dit-il, nos lois, nos habitudes, l'obligent à feindre dès l'enfance et à nous cacher ses vrais sentiments comme ses vraies impressions, de telle sorte que lorsqu'elle nous dit *non*, nous croyons qu'elle pense *oui*, et quand elle dit *oui*, nous ne savons plus ce qu'il faut croire. Plus d'une mère, plus d'un mari et plus d'une jeune fille trouveront de sages conseils dans cette étude aussi facile que curieuse.

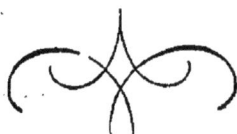

PLANISPHÈRE

ZOOLOGIQUE

CARTE DE LA DISTRIBUTION DES ANIMAUX

SUR LA SURFACE DE LA TERRE

PAR A M. PERROT.

Feuille grand-monde.—Prix : 5 fr.

Sans les Mappemondes, les Géographies ne seraient que d'arides nomenclatures; ce n'est qu'en voyant, sur la carte, la configuration et la position relative des continents, des montagnes, des murs, etc., qu'on peut se faire une idée exacte de chacune et de toutes les parties du monde. L'esprit, alors, saisit vivement et sans efforts ce qu'il avait vaguement conçu; il n'oubliera plus ce qu'il a facilement appris.

Le Planisphère zoologique va rendre à l'histoire naturelle le même service que les mappemondes rendent à la géographie. En un instant, tous les animaux qui vivent sur la surface de la terre nous apparaissent dans les régions même où Dieu les a placés : le lion d'Afrique, sur les sommets de l'Atlas; le tigre royal, dans les jungles de l'Inde; l'hippopotame, sur les bords du Nil, etc. Les espèces les plus utiles sont minutieusement reproduites.

L'exécution de l'œuvre est digne de son importance. M. Victor Adam a bien voulu s'en charger; c'est dire que tous les animaux sont dessinés de main de maître.

Le Planisphère zoologique, on le voit, sera à la fois bien placé dans le cabinet du savant, dans le salon de l'homme du monde et dans la classe de l'élève, qui apprendra avec plaisir ce qu'il n'étudiait qu'avec peine.

LE
CHASSEUR D'INSECTES

PAR

M. A. M. PERROT,

Auteur du PLANISPHÈRE ZOOLOGIQUE, etc.

1 joli volume in—18 raisin

Avec quarante figures explicatives

Cartonné, prix : 1 fr. 25.

Le titre de ce joli volume indique assez qu'il est le *vade mecum* inséparable de toute personne qui s'occupe d'Entomologie.

Le jeune collégien surtout y trouvera l'histoire rapide, mais claire, des mœurs et coutumes des insectes, l'indication précise des lieux qu'ils fréquentent.

La manière de les préparer, de les conserver, de les classer par ordre sont l'objet des soins de l'auteur.

Un vocabulaire des termes techniques employés dans l'ouvrage et une série de figures explicatives complètent cette intéressante étude.

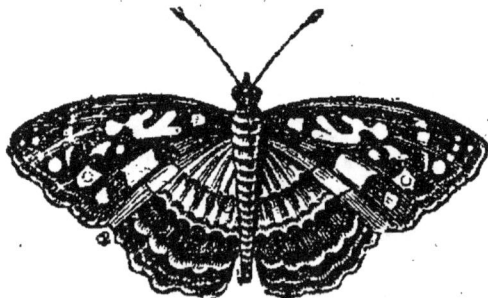

ŒUVRES COMPLÈTES

DE

EUGÈNE SCRIBE

de l'Académie française

NOUVELLE ÉDITION
ILLUSTRÉE DE 125 FIGURES SUR ACIER

D'APRÈS MM.

**Alfred et Tony Johanot, Gavarni,
Markl, G. Staal, etc, etc.**

16 beaux volumes in-8° à deux colonnes
Prix : 40 francs.

ŒUVRES COMPLÈTES

DE

CASIMIR DELAVIGNE

COMPRENANT

**le Théâtre les Messéniennes, les derniers Chants
et les dernières Poésies.**

4 jolis volumes in-24 jésus
Prix : 12 francs.

LE TEMPS

SES DIVISIONS PRINCIPALES

SES MESURES ET LEURS USAGES

AUX ÉPOQUES ANCIENNES ET MODERNES

PAR

CLAUDIUS SAUNIER

1 joli volume in-18 raisin, avec gravures dans le texte
Prix : 2 fr. 75 c.

BAINS DES PYRÉNÉES

1. Cauterets.—Luz.—Barèges.
2. Eaux-Bonnes.—Eaux chaudes, etc.

PAR JUSTIN LALLIER,

2 volumes in-18 raisin.—Prix : 2 fr.

HISTOIRE D'UN LIVRE

PAR

MARY LAFON

1 volume in 12.—Prix : 1 fr.

LA GOUTTE

Expliquée aux goutteux

SON TRAITEMENT

HYGIÉNIQUE, CURATIF ET PRÉSERVATIF

Par le Docteur PROS,

Chevalier de la Légion d'honneur.

Deuxième édition.—1 volume in-8.—Prix : 2 fr.

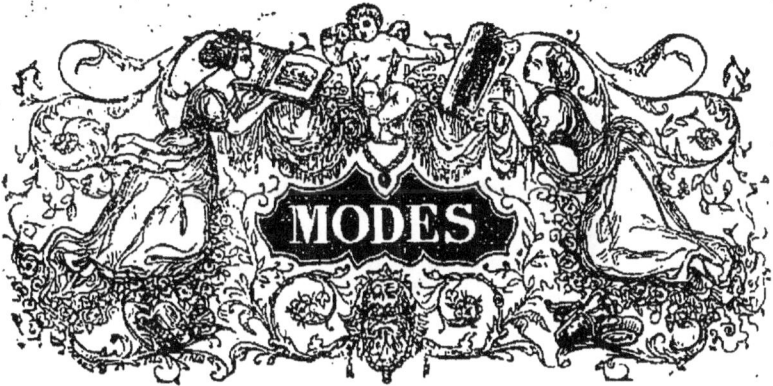

LE
Journal des Dames
ET MESSAGER DES DAMES
et des Demoiselles

Paraissant le 15 de chaque mois par cahiers de 32 pages grand in-8, accompagnés de *gravures de Modes*, feuille de *broderies*, *patrons*, *tapisserie*, morceau de *musique*, planche de *crochet*, etc.

Journal publié sous la direction de Mme *Fanny RICHOMME.*

Abonnements :
Paris, Un an, 10 fr.—Départements, 12 fr.

Almanach de la Cour
DE LA VILLE ET DES DÉPARTEMENTS
Pour l'année 1860.

Indispensable aux fonctionnaires civils et militaires, aux magistrats, aux gens du monde, etc., etc.

1 joli volume in-32 de près de 400 pages.
Prix : broché, 2 fr.— relié, 3 fr.

Paris.—Imprimé chez Bonaventure et Ducessois, 55, quai des Augustins.

LIBRAIRIE CH. ALBESSARD ET BÉRARD

Manuel pratique de l'Éducateur de Vers à Soie, par ALPH. TAURIGNA, suivi d'un TRAITÉ D'EDUCATION RÉGÉNÉRATRICE pour obtenir de la *graine* de première qualité. 1 vol. in-8. Prix. 6 50

  Cet ouvrage a valu à son auteur une médaille d'honneur de première classe décernée par l'Académie nationale agricole de Paris.

Dictionnaire des Postes, nomenclature complète de toutes les communes de France, publié par la direction générale des Postes. 1 vol. in-4° de près de 2,000 pages. 15 »

Planisphère zoologique, carte de la distribution des animaux sur la surface de la terre, par A. M. PERROT. Feuille grand-monde coloriée. 5 »

Le Chasseur d'Insectes, par A. M. PERROT, auteur du PLANISPHÈRE ZOOLOGIQUE, etc. 1 joli volume in-18, avec quarante figures explicatives; cartonné. 1 25

La Femme telle qu'elle est, étude, par le chevalier de MŒLLER, officier de la Légion d'honneur. 1 beau volume in-18 jésus, orné d'une jolie figure. 3 »

EN PRÉPARATION :

Traité théorique et pratique des Maladies des Yeux, par le docteur CH. DEVAL. 1 fort vol. grand in-8, avec figures.

Paris.—Imprimé chez Bonaventure et Ducessois, 55, quai des Augustins.